絶対に漏らしてはいけない
新しい腸活とたんぱく質の正しい摂り方

たんぱく質と腸の新常識

たまプラーザ南口
胃腸内科クリニック院長
平島徹朗

福岡天神
内視鏡クリニック院長
秋山祖久

はじめに

はじめまして。消化器《しょうかき》内視鏡《ないしきょう》専門医《せんもんい》の平島《ひらしま》徹朗《てつろう》、秋山《あきやま》祖久《もとひさ》です。

皆さん、内視鏡専門医と聞いてどんな医者を想像しましたか? 胃カメラ、大腸カメラを使って、胃と腸の中を検査している医者、そう思われた方が多いのではないでしょうか。

もちろん、それは正解です。しかし、私たちが行っている診察、治療はもっと多岐にわたります。

不調を抱える患者さんの話をよく聞いて自覚症状を把握し、生活習慣や食習慣に問題はないかを探ります。栄養状態の低下が疑われたり、患者さんから栄養状態を把握したいという希望があった場合は、70項目の血液検査(自費診療)も行います。この、栄養状態把握の血液検査は、いわゆる一般的な健康診断で行う「基準値の範囲内なら問題なし」というものではありません。

内視鏡検査では、ご存じのようにカメラを使って胃や大腸の中を見て診察し、大腸ポリープが見つかった場合は、大腸がん予防のために、内視鏡で切除可能なものはすぐにそのまま大腸ポリープ手術を行います。

これが、私たちが日々クリニックで行っている主な診察、治療です。人間の体はとても複雑な仕組みを持っているうえに、年齢、性別、そして生活習慣によっても状況は変わります。しかし、これまで約10万人の患者さんを診てきて、共通する点もわかってきました。

私たちのクリニックを訪れる患者さんは、頑固な便秘など、明確な症状がある人もいますが、緊急を要する痛みやつらさはないものの、〝なんとなく不調〟という人がとても多いと感じます。そして、不調の原因を探るために採血をして詳しく検査をすると、**8割以上の人がたんぱく質不足**なのです。

たんぱく質は、人体を構成している約60兆個の細胞の材料となる重要な栄養素。それなのに、これほど多くの人が不足しているとは大問題です。

さらに、内視鏡検査を行うと、腸に未消化の食べ物がベッタリと張りついていたり、腸の中が真っ黒になっていたりすることも珍しくありません。

暴飲暴食をしているわけでもない、不規則な食生活を送っているわけでもない。むしろ健康を意識して、太らないように気をつけて、体にいいという情報を見聞きしたらそれを実践しているような人でも、多くが**腸に問題を抱え、そのせいでたんぱく質を吸収できていない**。そんな状況がわかってきたのです。

まさか、自分の胃や腸がそんなひどい状態になっているとは思いもよらないですよね。内視鏡検査をして、ベッタリと未消化の食べ物が張りついた腸、真っ黒になって動きが悪くなっている腸に出会うたびに、私たちもショックを受けます。そして、こんな腸を増やしてはいけない、本来の機能を取り戻して、ちゃんとたんぱく質を吸収できるようにしなくてはいけない。とにかく、なんとかしなくてはという思いが次第に強くなってきました。

どうすればたんぱく質不足を解消できるのか？　たんぱく質をしっかり吸収できる腸を取り戻せるのか？　医学は日々進化しているので、私たちは最新の研究データを調べ続けています。しかし、それだけではなかなか実践に結びつきません。**難しすぎて理解できなかったり、理屈はわかるけれど、日々の生活においてはハードルが高すぎて実践できないなら、何の意味もありません。**

そこで私たちは、自分の体を使って実験・検証し、それをわかりやすく、実践しやすい情報として患者さんにお伝えすることにしました。腸によいとされる研究データはもちろん、患者さんが取り入れているという方法も試してみて、そのうえで、本当に使えるアドバイスをするようにしています。

こうして積み重ねてきた知識と私たちの体験、そこから導き出した考えを、診察室だけではなく、YouTubeの『胃と腸の健康解説 内視鏡チャンネル』でも発信し始めました。すると、ジワジワと見てくださる方が増え、多くの反響をいただくようになりました。

「流行の健康法にはもう振り回されたくない」

「本当のことを知りたい」

「無理なく続けられる方法を知りたい」

皆さん、きっとこう思っているのではないでしょうか。

私たちも同じ思いです。この本では、一般的には医師が話さない内容もたくさん盛り込んでいます。ただし、それらは**体の仕組みと最新の医学情報をベースに、私たち自身が実践し、体感し、多くの患者さんに試してもらい、それを分析して得た知見ですから、机上の空論でも理想論でもありません。安心して活用してください。**

この本は第1章がたんぱく質の知識編、第2章が腸の知識編、第3章が腸の実践編、第4章がたんぱく質の実践編となっています。

基本的にどこから読んでも理解できる内容なので、知識は後からという方は実践編から読んでいただいても構いません。

ただし、実践するときは順番が大事です。**栄養を漏らさない腸にする→正しくたんぱく質を摂取するという流れが重要**なのです。腸の問題を解決しないうちに、いくらたんぱく質をたくさん摂っても意味がありません。このことを頭に置いて読み進めてください。

より多くの人の腸が健康になり、しっかりとたんぱく質を吸収できるようになることを、心から願っています。

平島徹朗
秋山祖久

CONTENTS

第2章
【知識編】
たんぱく質不足の裏に潜む〝腸漏れ〟問題

CONTENTS

第4章 【実践編】体が生まれ変わる！ たんぱく質の正しい摂り方

CONTENTS

― スタッフ

・ブックデザイン
牧野友里子（ROOST inc.）

・イラスト
加納徳博

・構成・編集
藤岡 操

・校閲
こはん商会

・本文DTP
狩野 蒼（ROOST inc.）

・協力
渡辺康輝（LOCKERS）
脇 亜貴
（たまプラーザ南口胃腸内科クリニック
管理栄養士）
伊東美妃
（福岡天神内視鏡クリニック
管理栄養士）

●本書で紹介している食事法などの健康法を実践するにあたり、とくに妊娠中や授乳中の方、持病のある方、病気や怪我の治療中の方、食物アレルギーのある方、医師から食事や運動について指導を受けている方は、事前に医師の判断を仰いでください。

●不調や症状の程度・状態には個人差がありますので、本書の内容がすべての人に同じように当てはまるわけではないこと、効果の表れ方にも個人差があることをあらかじめご了承ください。

おわりに ……………………………………… 204

間食は、何をどう食べるかで敵にも味方にもなる！ ……………………………………… 200

Talk Room

実践⑪ 居酒屋メニューは3ステップ作戦で最高のたんぱく質補給を！ ……………………………………… 196

第1章

【知識編】

たんぱく質不足で老化、肥満、不調が加速している！

たんぱく質は体の材料になる大事な栄養素です。
皆さんもそのことはご存じのはずです。

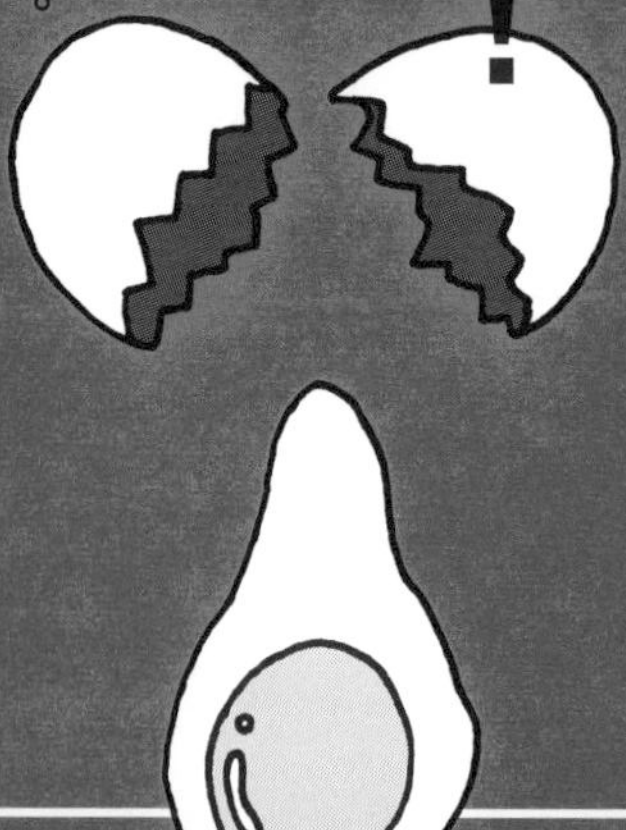

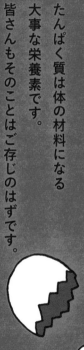

にもかかわらず、
日本人の約8割以上がたんぱく質不足……
この原因はいったい何なのか？
クリニックで不調を訴える
患者さんたちの栄養状態を調べ、
問診をしているうちに、
その原因が見えてきました。
「たんぱく質を
摂っているつもりが摂れていない」
これこそが、老化、
肥満や糖尿病などの生活習慣病、
さまざまな不調を加速させる大問題なのです。
たんぱく質の大切さを再確認し、
しっかり摂るための準備を始めましょう。

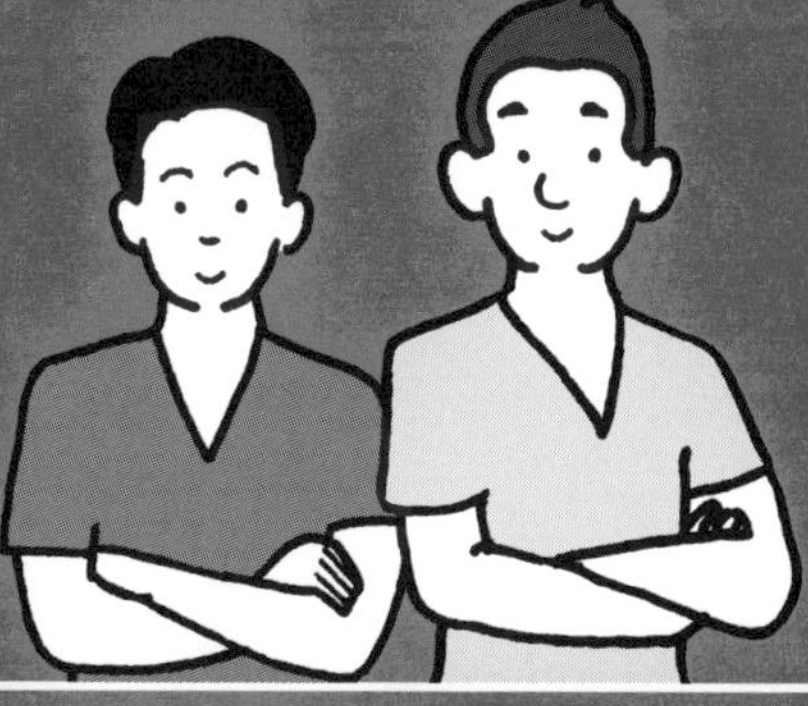

Lecture ― 1

ちゃんと摂っているつもりでも……日本人の8割以上はたんぱく質不足！

「たんぱく質、ちゃんと摂っていますか？」と聞かれたら、あなたはどう答えますか？「肉も魚も食べてるから大丈夫」「お肉大好き！　むしろ食べすぎてるんじゃないかと心配になる」そう答える人が多いようです。しかし、実際にたんぱく質が十分摂れている人は、とても少ないのです。

厚生労働省が行っている国民健康・栄養調査などの結果から、1日あたりのたんぱく質摂取量の平均値の推移（左ページ）を見てみると、戦後から上昇を続け、1995年にピークを迎えました。そのときのたんぱく質摂取量の平均値は約80g。2000年ごろまで80g前後で推移しましたが、その後急激に減少し、2019年には約70gとなっています。**たんぱく質の摂取量が約70gとは、1950～1960年代と同程度です。戦後間もないころと同じくらい**とは驚きますよね。

厚生労働省が発表している「日本人の食事摂取基準（2020年版）」には次のように定義されています。

推奨量↓母集団に属するほとんどの者（97〜98％）が充足している量

目標量↓生活習慣病の発症予防を目的として（中略）現在の日本人が当面の目標とすべき摂取量

つまり、**推奨量を満たしているのは当たり前であり、本来は目標量を目指して摂取するようにしなければいけません。**

では、私たちはたんぱく質の目標量を

1日あたりのたんぱく質摂取量（平均値）の推移

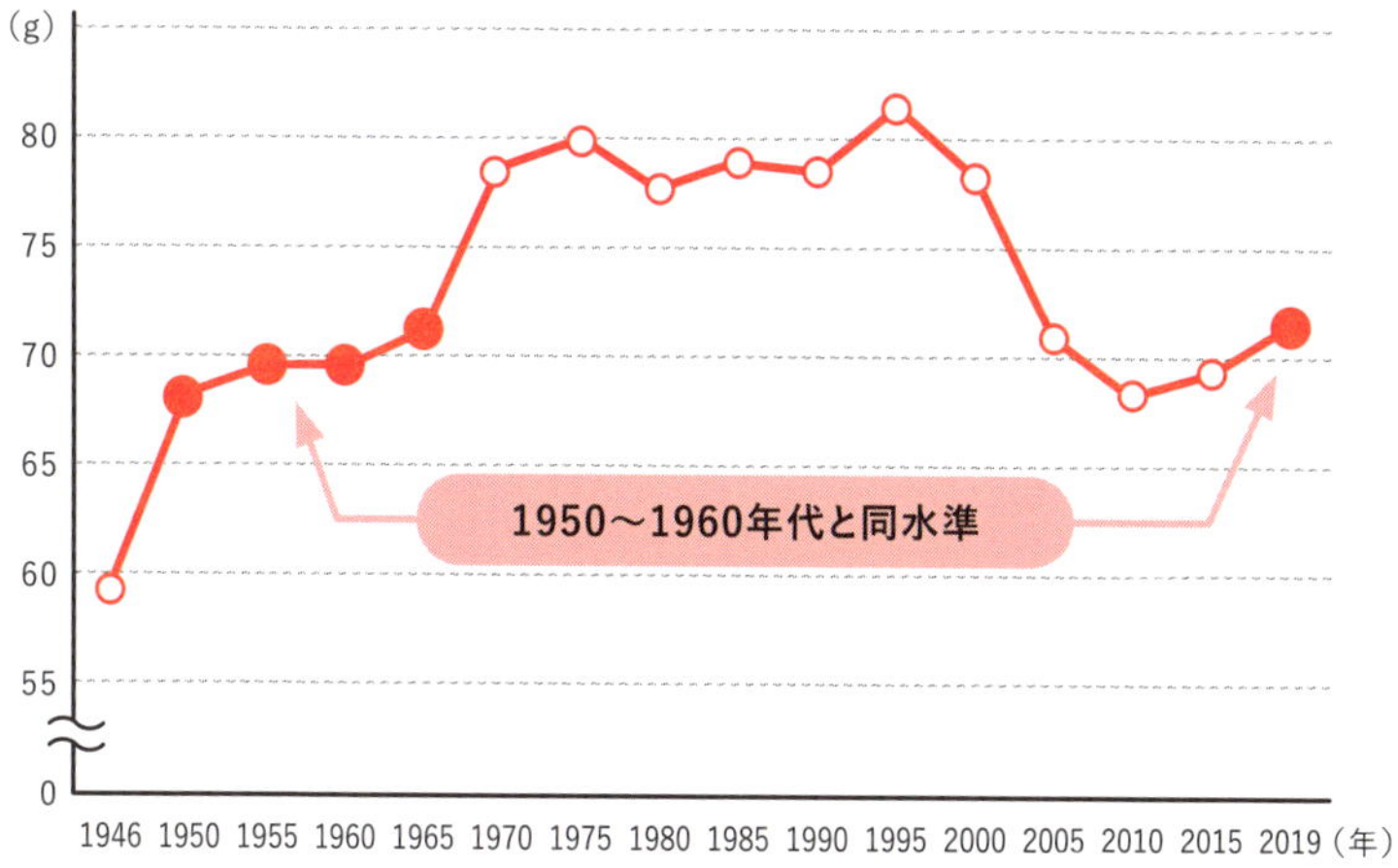

出典：1946〜90年は国立健康・栄養研究所「国民栄養の現状」（46〜50年は都市部の数字）、95〜2019年は厚生労働省「国民健康・栄養調査」

摂れているのでしょうか？　左ページのグラフを見る限り、答えはＮＯ！　たんぱく質の推奨量は、男性は20～65歳が65ｇ、65歳以上が60ｇ、女性は20歳以上が50ｇなので、推奨量こそクリアしていますが、目標量に対しては多くの世代でたんぱく質不足になっています。

もちろん、これは摂取量の話。**「食事で摂り入れたたんぱく質がちゃんと吸収されているのか？」というのはまた別の話**です。

私たちのクリニックでは、血液検査によってその人の栄養状態を調べる栄養解析（自費診療）を行っているのですが、たんぱく質量を調べたところ、不足している人がとても多いことがわかりました。定期的に来院され、内視鏡検査を受けて健康管理をしようと思うほど健康意識が高い人たちが多くいるにもかかわらず、８割がたんぱく質不足という結果が出たのです。そう考えると、日本人のほとんどがたんぱく質不足！　決して大げさではなく、そう感じます。

つまり、**〝摂っているつもりが摂れていない〟　それが、多くの人がまだ気づいていないたんぱく質の現実**なのです。

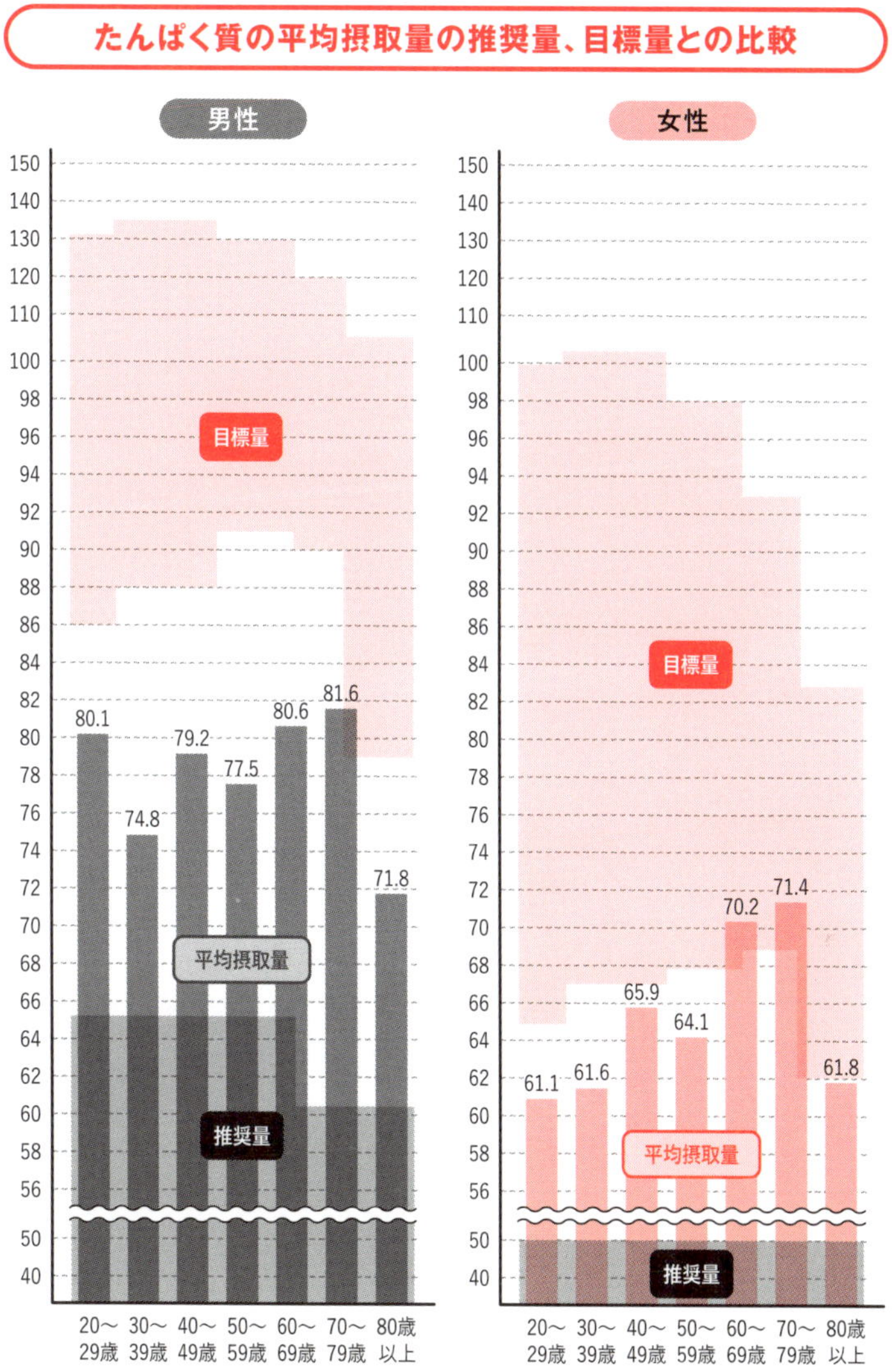

出典：たんぱく質の平均摂取量は厚生労働省「国民健康・栄養調査」、目標量は厚生労働省「日本人の食事摂取基準2020年版」

Lecture — 2

たんぱく質不足は老化のもと！ 万病のもと！ 肥満のもと！

「たんぱく質は筋肉づくりやダイエットのために必要。でも、それ以上のことはよく知らない」という人が多いのではないでしょうか。

たんぱく質は英語でプロテイン。ギリシャ語の「最も大切」「第一の」という意味の言葉が語源とされています。医学も栄養学も発展していない時代から、人間は体験的にたんぱく質の大切さを感じていたのでしょう。私たちも**「糖質、脂質、たんぱく質の三大栄養素のうち、一番大切なのは？」と聞かれたら、迷うことなく「たんぱく質」と答えます。**

たんぱく質が一番大切な理由を、ぜひ知っておいてください。なぜなら、**「知らずに食べるか、知って食べるか」の違いはとても大きい**からです。知ることで納得できる→自主的に実践できる→自分に合う方法を考えられる→継続できる→体の変化を実感できる、という好循環が生まれるはずです。

たんぱく質の働きと不足によるリスクを知る

❶ たんぱく質は、全身の細胞の材料
→ 不足すると、体の材料が足りなくなる

諸説ありますが、1人の体を構成する細胞は約60兆個あり、これは、世界の人口（約81億人）の約7400倍もの数になります。そして、筋肉、内臓、骨、肌、髪、血液などは、すべてこれらの細胞が集まってできています。細胞はたんぱく質を材料につくられているのだから、たんぱく質は細胞レベルで重要！ 体を構成する成分のうち、水分を除くと残りの半分弱はたんぱく質でできています。そのため、たんぱく質が不足すると体は材料不足となり、肌や髪が荒れたり、内臓の働きが悪くなったり、骨がもろくなったり、貧血になったりして、あちこちに不調が表れるわけです。

❷ たんぱく質は、常にターンオーバーを繰り返している
→ 不足すると、細胞が老化する

第1章 【知識編】たんぱく質不足で老化、肥満、不調が加速している！

体を構成する約60兆個の細胞は、たんぱく質を材料に、絶えず合成と分解を繰り返してつくり替えられています。それがターンオーバー（細胞の生まれ変わり）です。ターンオーバーの周期は臓器や組織によって異なり、**胃・小腸の粘膜は約3日、大腸の粘膜は約10日、皮膚・肝臓・腎臓は約1カ月、筋肉は約2カ月、血液は約4カ月、骨は約5カ月で新しい細胞に生まれ変わっています**。

つまり、「今の自分は半年前の自分ではない」のです。しかし、これはあくまでたんぱく質を十分に摂っている場合。たんぱく質不足が続くと、細胞のターンオーバーの周期が乱れ、細胞は老化。体の機能低下や不調の原因になります。逆に考えると、十分なたんぱく質摂取によって「半年後の体を若々しく作り替えることができる」といえます。

③たんぱく質は、ホルモン、酵素、抗体などの分泌物質《ぶんぴつ》の材料になる
↓不足すると、体の機能が低下する

ホルモン（神経伝達物質）、消化吸収を促す酵素、免疫機能を支える抗体など、さまざまな分泌物はたんぱく質を材料につくられています。**たんぱく質不足が続くと、消化吸収力の**

第1章【知識編】たんぱく質不足で老化、肥満、不調が加速している！

低下、代謝の低下、神経伝達機能の低下、免疫力の低下など、体のさまざまな機能が低下し、不調が起こりやすくなります。

❹ たんぱく質は、心の健康にも欠かせない
↓ 不足すると、"幸せホルモン"が不足する

やる気が出ない、気分が落ち込む、イライラする……そんな心の不調の原因のひとつと考えられるのがセロトニンという脳内の神経伝達物質の不足です。セロトニンは、"幸せホルモン"とも呼ばれ、心身をリラックスさせたり、意欲を増したりする働きがあります。

セロトニン不足は、自律神経や体内リズムの乱れなどによって起こりますが、そもそも、**セロトニンの材料となるたんぱく質が不足していると産生量が低下し、意欲が低下したり、イライラしたり、落ち込んだりしやすくなります。**

また、セロトニン不足になると、セロトニンを材料につくられる睡眠ホルモンのメラトニンの産生量も減り、睡眠のリズムが崩れてしまいます。

ほかにも、たんぱく質不足によって、元気ホルモンであるドーパミン、リラックスホルモ

ンであるGABA《ギャバ》などの神経伝達物質も不足して、精神の不安定な状態につながります。

❺ たんぱく質は、消化吸収時に約30%が熱エネルギーになる
↓不足すると、冷えやすく、太りやすくなる

たんぱく質は、20種類のアミノ酸が50個以上集まり、さまざまな配列で複雑に結合してできています。食事で摂ったたんぱく質は、体内の消化酵素（これもたんぱく質からできている！）によって分解され、1個のアミノ酸や、アミノ酸が2～3個結合したペプチドという状態になり、小腸から吸収されます。

このようにして複雑に結合したたんぱく質が体内で分解され、吸収されるとき、その約30%が熱エネルギーになるのです。これを「食事誘発性熱産生《しょくじゆうはっせいねつさんせい》」といいます。この熱産生量は午後や夜間よりも午前のほうが高いため、朝食を抜くと熱産生量が下がって、代謝が悪い体質になってしまいます。

つまり、**たんぱく質を摂取することで熱が生まれて体温が上昇。逆に、たんぱく質が不足していると、体温が上がらず冷えやすくなり、さらに代謝が低下して太りやすくなります。**

手軽にできるセルフ診断

「たんぱく質不足度」チェック

難しい栄養計算をしなくても、自分の体を観察し、体調の変化を感じることでたんぱく質が不足しているかをチェックすることができます。

- □ 食事に関係なくお腹が張ったり、ゴロゴロ鳴ったり、下痢になったりすることが多い
- □ おならのにおいが気になる
- □ 太りやすく、ダイエットしても体重が落ちにくい
- □ 髪の毛のパサつきが気になる
- □ 肩こりや腰痛がある
- □ 疲れやすく、疲労が抜けにくい
- □ 寝つきが悪く、日中に眠気を感じる
- □ 風邪をひくと治りにくい
- □ イライラすることが多い
- □ なんとなくやる気が出ない

3個以上当てはまる方は、たんぱく質不足の可能性大！

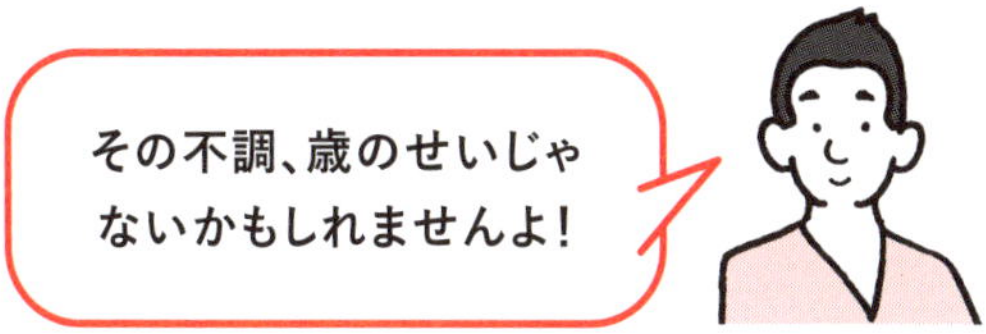
その不調、歳のせいじゃないかもしれませんよ！

Lecture — 3

健康診断の数値から“隠れたんぱく質不足”がわかる

厚生労働省「国民生活基礎調査（２０２２年）」によると、20歳以上で過去1年間に健康診断や人間ドックを受けた人の割合は、男女ともに50～59歳が最も高く、男性で81・8%、女性で73・2%。50歳を超えると、健康への意識が高まることがわかります。

しかし、健康診断を受けていたとしても、ほとんどの場合、検査項目の数値が基準値を超えているかどうかの判定だけを見ているのではないでしょうか。実は、医師も同じ。多くの医師は「数値が基準値を超え、何かしらの組織障害（＝病気）が起こったら対処する」という流れで診療をしています。だから、基準値の範囲内だった場合は、ほぼスルー。たんぱく質が不足していても、ほぼスルー。これが現実です。

基準値と数値だけを見て診断した結果、どんなことが起こるのか？　受診者が問題を抱えていても見逃してしまい、対処が遅れたり、間違った対処をしてしまうことすらあり得るのです。

たとえば、更年期にさしかかり、コレステロール値が基準値を超えてしまった女性が、薬で強引に数値を低下させた結果、体調が悪くなり、うつ症状に悩まされることに……。そんな理不尽なケースも現実にあります。

もちろん、薬を飲んで元気になる人もいますが、そうではない人もいます。健康診断の基準値からはみ出したからといって、「異常だ」「薬が必要だ」となるとは限らないのです。

逆に、健康診断の数値は「異常なし」、精密検査を受けても「異常なし」でも、頭が重い、体がだるい、疲れが取れないなどの不調は多くの方が経験したことがあるでしょう。

実は、こうした**「不定愁訴《ふていしゅうそ》」と呼ばれる症状は、たんぱく質などの栄養不足が原因であるケースが多い**のです。

つまり、血液検査で異常値ではないと診断されたにもかかわらず、実は「正常値内だけれど数値が低い状態」（いわゆる「正常低値」）であり、栄養不足であることに医師が気づいてくれていない可能性があるのです。

ですから、一般的な健康診断に関していえば、血液検査の結果を見て「数値が基準値内だったから安心」「基準値を超えたから危険」と安易に思わないでほしいのです。

ぶっちゃけ、健康診断の基準値はとても厳しく設定されていて（しかも検査会社が独自で基準値を決めているのでバラつきがある）、高確率で引っかかるようになっています。そして再検査を受けなくてはいけなくなる……。受診者の不安をあおるだけだと感じることすらあります。そんな意味のない基準に振り回されないでください。

私たちが栄養解析の結果を見る場合は、基準値で判断するのではなく、その人の数値から栄養状態を推測します。そして、実は、数値が高い場合より、低い場合のほうが要注意なケースが多いと感じます。その最たるものがたんぱく質量です。

たんぱく質不足は老化のもとであり万病のもと。スリムで健康そうに見えても、細胞レベルでダメージが積み重なっている可能性が潜んでいるのです。

だから、私たちのクリニックでは、患者さんの体の基本的な状態を知るために、最初に考えるのは「たんぱく質が足りているか」。栄養解析の結果の中でも、まず見るのは、たんぱく質の代謝に関わる次ページの6つの項目です。簡単な見方と合わせて表にまとめたので、気になる人は自分の健康診断の結果と照らし合わせてチェックしてみてください。

“隠れたんぱく質不足”を見抜く!

Dr.平島&Dr.秋山流 健康診断の数値の見方

項目	内容	数値の見方	補足
総たんぱく（TP）	体内にある100種類以上のたんぱく質の総量を評価する項目	理想：7.5g／dL以上（最低でも7.1以上） 要注意：6.7以下は要注意！	
尿素窒素（BUN）	一般的には腎機能を評価する項目。尿素窒素はたんぱく質が分解された最終産生物なので、数値が低すぎる場合は、たんぱく質不足の疑いあり	理想：15～22mg／dL（BUNとγGTPが同程度の数値が望ましい）	BUNに比べて極端にγGTPが高いと脂肪肝や体内で炎症が起こっている可能性あり
AST ALT	一般的には肝機能を評価する項目。AST、ALTはたんぱく質の代謝に必要な酵素で、数値が低い場合はビタミンB6不足の疑いあり（たんぱく質不足にもつながる）	理想：それぞれ15~20U／L前後 要注意：AST－ALT ＜ 2	AST－ALT＜2の場合：脂肪肝の疑いあり（ビタミンB6の状況は不明）
γGTP	一般的には肝機能を評価する項目。細胞内へアミノ酸を取り込む機能があるため、たんぱく質が不足していると数値が低くなる	理想：男性18～25U／L 女性12～22U／L（BUNとγGTPが同程度の数値が望ましい）	BUNに比べて極端にγGTPが高いと脂肪肝や体内で炎症が起こっている可能性あり
LDLコレステロール	一般的には悪玉コレステロールの量を評価する項目。数値が低すぎる場合はたんぱく質不足などの栄養障害の可能性あり	理想：120～180mg／dl 要注意：120mg／dl以下または180mg／dl以上	

Lecture — 4

痩せているのに高血糖……その原因もたんぱく質不足にあり！

血糖値とたんぱく質。無関係に思われるかもしれませんが、実は密接に関わっています。血液検査による栄養解析の結果から、私たちが注意して見ているのは「痩せているのに高血糖」という状態です。

近年の糖質制限ブームなどの影響もあり、血液検査でも血糖値を気にする人がとても増えています。高血糖はインスリンを分泌させるすい臓に負担をかけたり、肥満を誘発したり、血管を傷つけて炎症を引き起こしたり、体にとって悪影響のオンパレード。

さらに糖尿病になると、動脈硬化や脳血管疾患、心疾患、腎障害、網膜症《もうまくしょう》、神経障害などの合併症のリスクも高まります。それだけに、血糖値をコントロールする意識がとても大切なのは間違いありません。

しかし、血糖値を意識するあまり、厳しい食事制限をしたり、体重管理のために食事量を減らしたりした結果、「痩せているのに高血糖」という人が少なからずいます。これが問題なのです。

痩せているということは筋肉量が少ない可能性が高いということです。筋肉は糖などを使ってエネルギーを生み出す場所ですが、筋肉量が少ないと、使われずに余った糖は血液中をさまようことに……。これが痩せているのに高血糖の正体。この状態が続くと、糖尿病まっしぐら！　筋肉が少ないぶん糖尿病になると悪化しやすいという傾向も見られます。

しかも、糖の代謝が落ちているため、体は活動のためのエネルギーが足りず大ピンチ。すると体は筋肉など体内のたんぱく質を分解してエネルギーにしようとするため、体内のたんぱく質が削り取られ、さらに筋肉量が減って代謝が低下するという悪循環に陥ります。**たんぱく質不足は糖尿病の原因になり、糖尿病もたんぱく質不足の原因になる**というわけです。

高血糖対策のために糖質を摂りすぎないことも大切です。しかし、それよりもまず、たんぱく質をしっかり摂って、筋肉量を維持することのほうが大切！　これも、たんぱく質が一番大切と言い切れる理由のひとつです。

Talk Room

本当に手に入れるべきは痩せ体型ではなく筋肉！

Dr.秋山 平島先生は体型を気にしていますか？

Dr.平島 めちゃくちゃ気にしてますよ！　そのことしか考えてないくらい（笑）。だって、いくつになっても老若男女誰にでもモテたいじゃないですか。

Dr.秋山 ははは。そりゃそうです。でも、体型ってとても感覚的。男性は割れた腹筋がほしい、女性はとにかくスリムになりたい。男女でも感覚が違うことが多いです。

Dr.平島 でも、見た目の話で片づけてはいけない。このテーマには大事なことが潜んでいると思うんです。「太っている＝不健康、痩せている＝健康」とイメージしている人が多いと感じます。この考えは問題だと思いませんか？

Dr.秋山

「痩せている＝健康」というのは大きな誤解。日本で20年間にわたって行われた、20歳以上の6万5520人を対象とした調査では、**低体重の人、体重が極端に減少した人は、太っている人と同様に死亡リスクが高い**ことが判明しました。

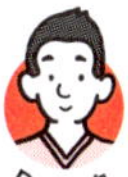
Dr.平島

ご存じのように、太りすぎると高血圧や狭心症《きょうしんしょう》などの循環器疾患、脳梗塞などの脳血管疾患のリスクが高まりますが、痩せすぎてもよくないということですね。

Dr.秋山

女性は、出産、閉経などによる体の変化が大きいので、体重や体型に悩むことも多いかもしれません。また、昨今のキラキラ系SNSにより「痩せていることがきれいであるというロールモデルの見える化」も影響しているでしょう。でも、ぶっちゃけ、「痩せている＝きれい」ではありません！　私は少しぽっちゃりで包容力のある女性のほうが好きですし、多くの男性もそう思っているはずです。

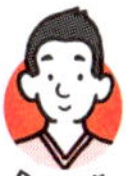
Dr.平島

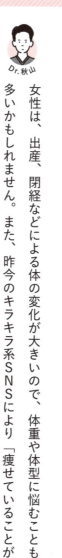

体重を気にしすぎる人が多いです。でも、大切なのは体重より筋肉量！　たとえ

ば、同じ身長、体重の人がいて、1人は「体脂肪が少なく筋肉が多い」、もう1人は「体脂肪が多く筋肉が少ない」。どちらが引き締まって見えるでしょう？

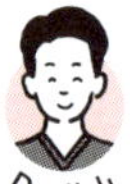
Dr.秋山

当然、「体脂肪が少なく筋肉が多い」ほうが引き締まってきれいに見えます！

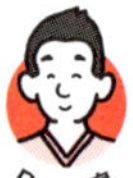
Dr.平島

だから、**体重を減らすことではなく筋肉量を増やすことが大切**なんです。たんぱく質を十分に摂って、筋肉量が多い下半身の筋肉を鍛えれば、体全体が引き締まって見えます。**筋肉量が増えれば、代謝が上がって太りにくくなり、さらに細胞レベルで若々しくなる。**最高じゃないですか！

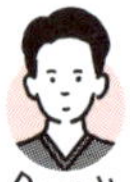
Dr.秋山

一石三鳥ですね。体脂肪は少ないけれど筋肉も少ない痩せ型より、体脂肪が少し多めでも筋肉を備えているほうが健康的！ そう考えると、やはり筋肉の材料になるたんぱく質は最重要といえますね。女性の場合、痩せすぎは月経異常、生理不順、不妊、骨粗しょう症、低体重児出産の確率が高まります。低体重で生まれ本当に手に入れるべきは痩せ体型ではなく筋肉！

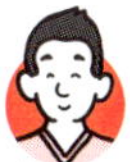

Dr. 平島

一般的に筋肉量は年齢とともに減少しますが、**たんぱく質を十分摂って運動を継続していると、何歳になっても筋肉は増えます**。我々は、毎年トライアスロンの大会に出場していますが、私の10kmマラソンのタイムは29歳のころより今のほうが速いんです。筋肉は健康のもと、自信のもとです！

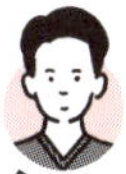

Dr. 秋山

痩せすぎ、太りすぎはBMIという体格指数でわかります。

ただし、筋肉量は考慮されないのであくまで目安です。

自分では太っていると思っていても案外標準体重であることも多いので、自分のBMIを確認してみるといいでしょう。


そして、前のページで書かれていた子どもは、将来、生活習慣病のリスクが高まるといわれていますから、痩せすぎていいことはひとつもありません。

☑ 痩せすぎ、太りすぎをチェックしよう

たとえば…	体重(kg)	÷	身長(m)	÷	身長(m)	=	BMI(体格指数)
体重58kg、身長155cmの場合 →	58(kg)	÷	1.55(m)	÷	1.55(m)	=	24.1

BMI 24.1は普通体重

低体重	普通体重	肥満(1度)	肥満(2度)	肥満(3度)	肥満(4度)
18.5未満	18.5以上〜25未満	25以上〜30未満	30以上〜35未満	35以上〜40未満	40以上〜

日本肥満学会の判定基準による

第2章

【知識編】

たんぱく質不足の裏に潜む〝腸漏れ〟問題

「たんぱく質を摂っているつもりが摂れていない」この大問題を起こしている

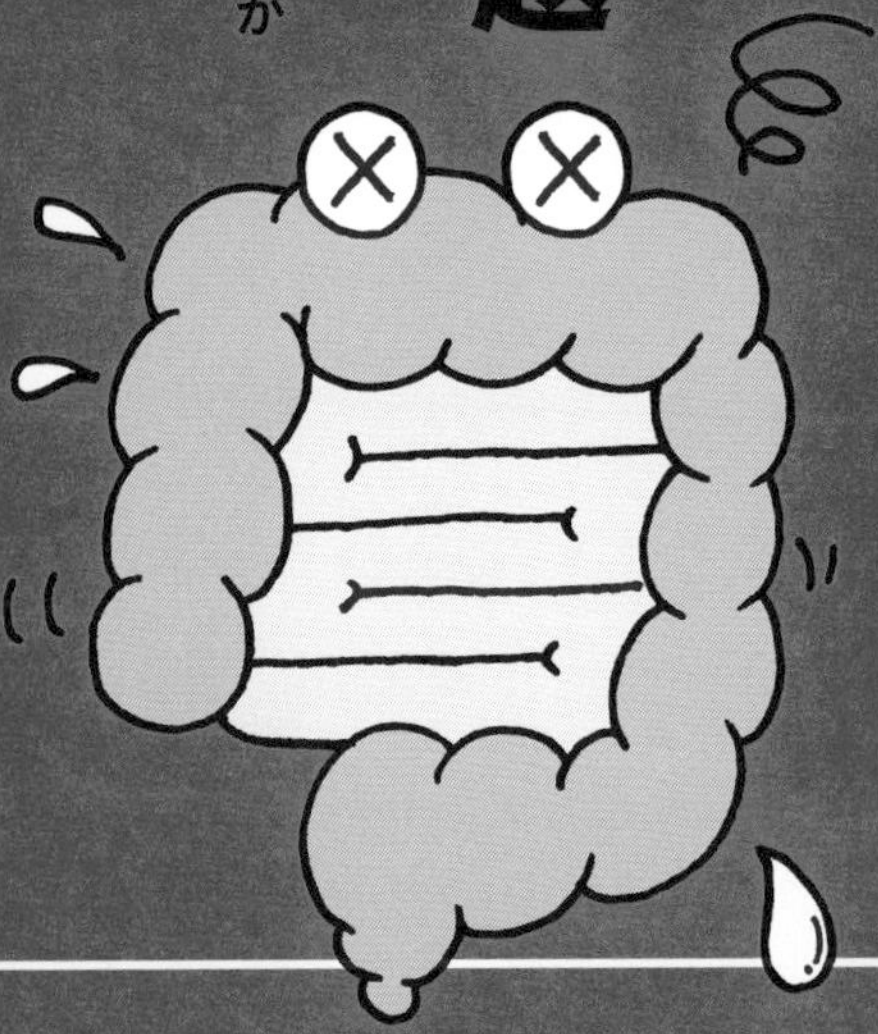

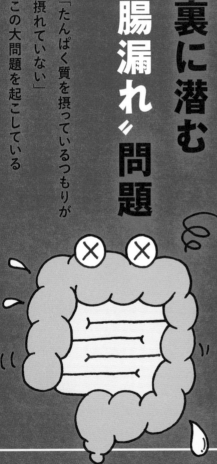

最大の原因は腸にあります。
これまでたくさんの患者さんの
腸を診てきて感じるのは、
腸を大事にしていない人が多いということ。
腸から栄養が漏れ出して吸収できていない、
いわゆる〝腸漏れ《ちょうも》〟を起こしている人が
とても多いということです。
腸漏れとはどういう状態か、
原因は何か、
どんな影響があるのかを、
ぜひ知ってください。
知ることで、
脱・たんぱく質不足の糸口が見えてきます。

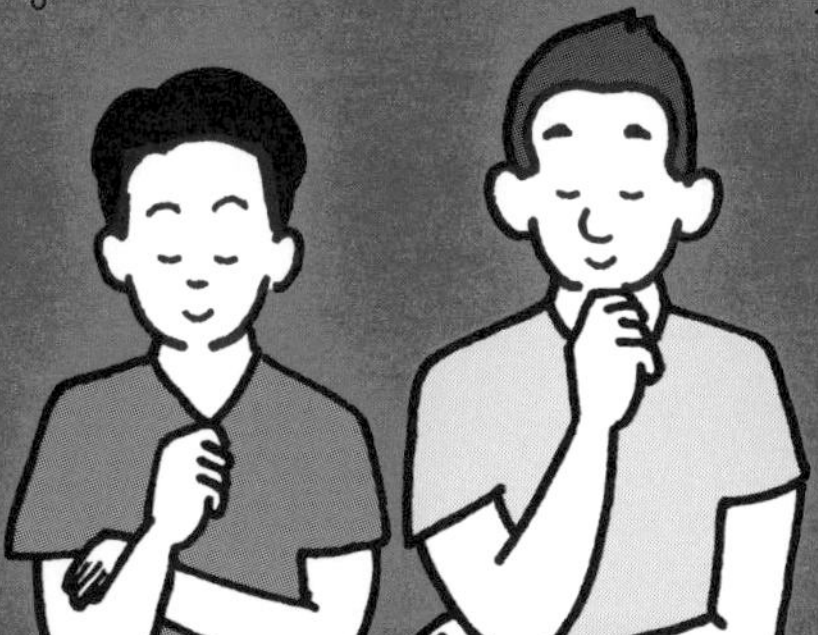

Lecture — 1

“腸漏れ”で栄養が無駄になる！

第1章でたんぱく質の大切さを知り、もっとしっかりたんぱく質を摂ろう！　と決意してくださったと思いますが、その前にもうひとつ、知っておいていただきたい、とても大切なことがあります。

それは腸のことです。ご存じのとおり、腸は栄養を吸収する場所です。しかし、皆さんの腸はちゃんと吸収できているでしょうか？

実は、**不要なものが腸から漏れ出して吸収され、そのぶん摂ったはずの栄養素が正しく吸収されていないケースが珍しくありません。それが、リーキーガット症候群、通称「腸漏れ」**です。

正常な場合、小腸では粘膜層から消化酵素が分泌され、胃や十二指腸で消化された栄養をさらに分解し、吸収していきます。しかし、腸粘膜の細胞に炎症が起こると、腸粘膜の

正常な腸粘膜

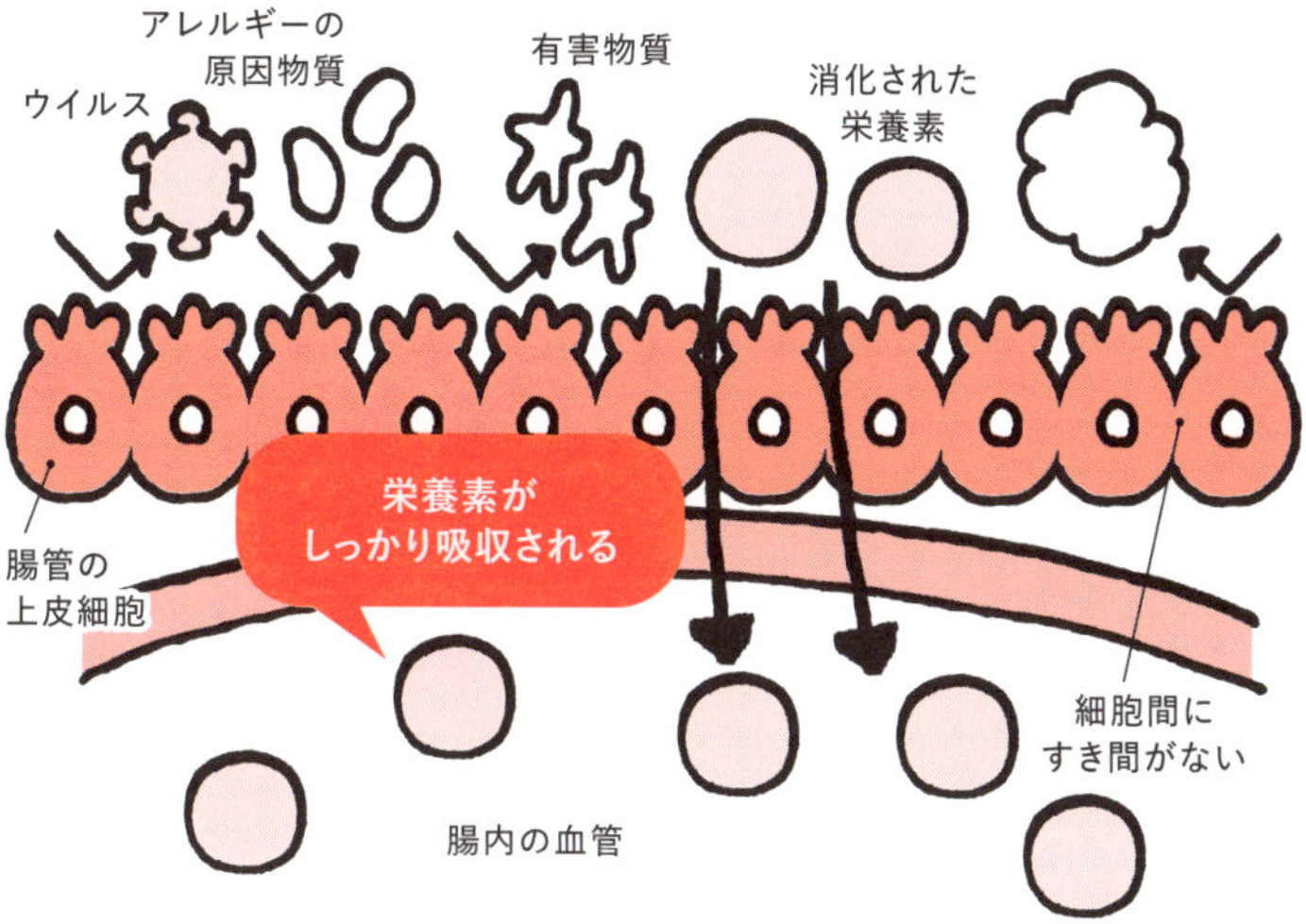

腸漏れを起こした腸粘膜

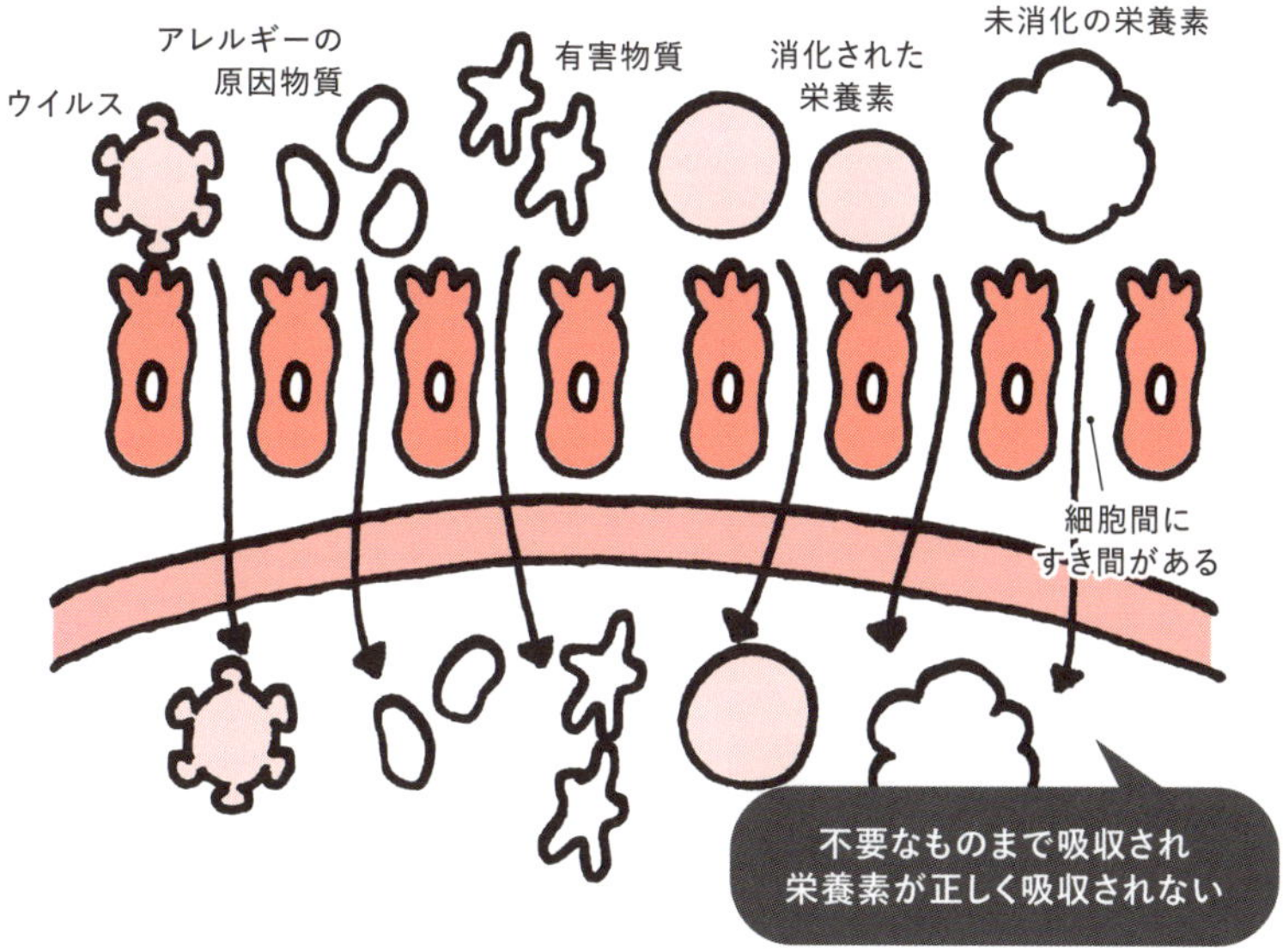

細胞と細胞の間にすき間ができてしまいます。

腸は栄養吸収の要であり、免疫の要でもあります。必要な栄養を吸収しつつ、取り込みたくないウイルスや菌、アレルギーの原因物質、有害物質、未消化の栄養素などはブロックし排泄するという働きをこなしています。

ところが、腸粘膜にすき間ができて**腸漏れを起こすと、本来ブロックするはずの不要なものを取り込んでしまい、その影響で肝心の栄養素の吸収がおろそかになってしまう**のです。これが、腸漏れで栄養不足になる理由です。

つまり、腸漏れが起こると、口から栄養を十分に摂っていたとしても体内ではそれを吸収できておらず、栄養不足を招くのです。

たんぱく質をはじめとする栄養素がうまく吸収されないと、栄養が不足し、細胞の生まれ変わり（ターンオーバー）の周期が乱れてしまいます。腸粘膜の細胞の新陳代謝もスムーズにできず、腸漏れが悪化。腸粘膜で起こった細胞の炎症は体のあちこちに広がってしまいます。すると、さまざまな不調や病気が起こりやすくなり、さらに腸漏れが悪化……という悪循環に陥ります。

腸漏れから始まる悪循環

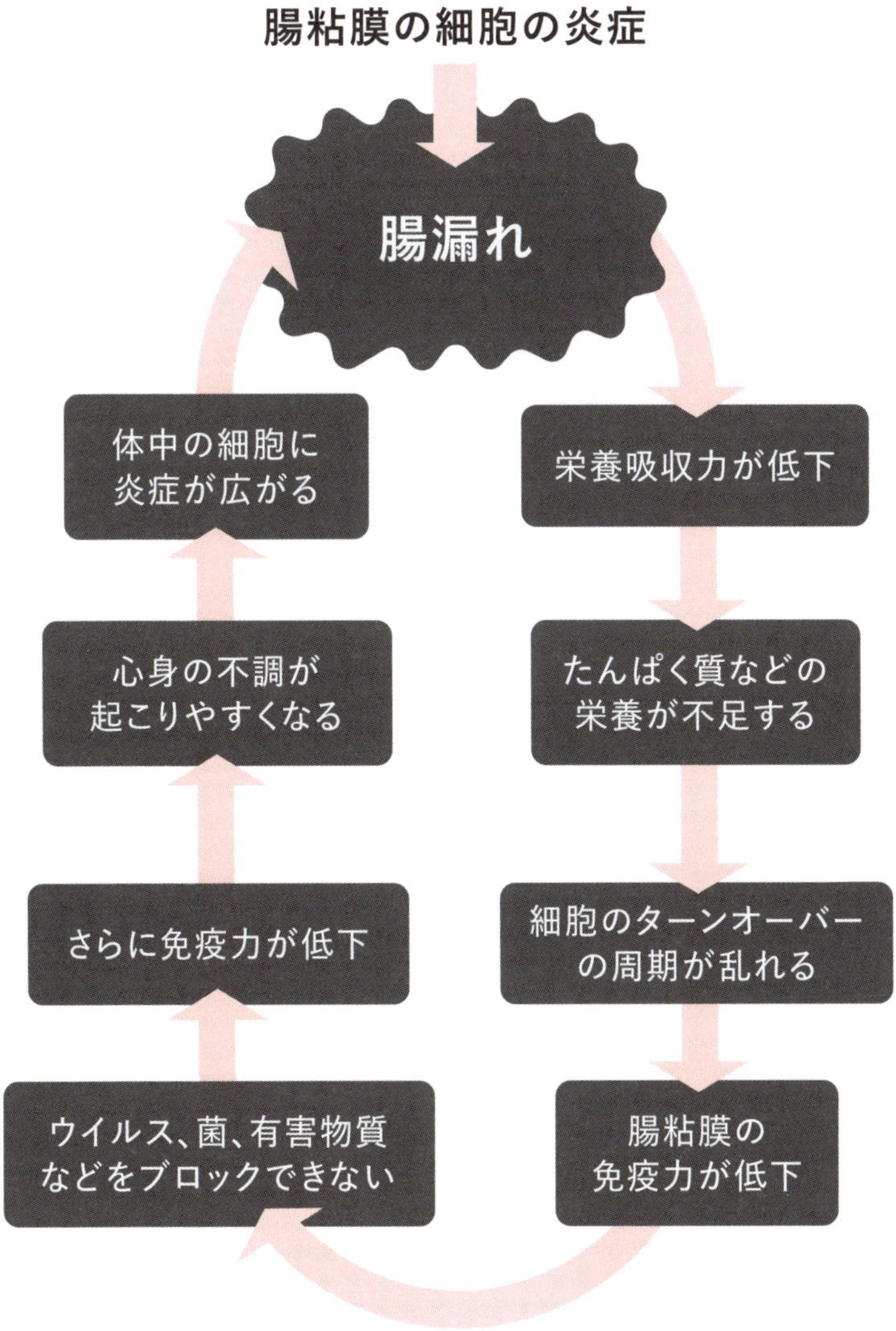
腸粘膜の細胞の炎症
腸漏れ
栄養吸収力が低下
たんぱく質などの栄養が不足する
細胞のターンオーバーの周期が乱れる
腸粘膜の免疫力が低下
ウイルス、菌、有害物質などをブロックできない
さらに免疫力が低下
心身の不調が起こりやすくなる
体中の細胞に炎症が広がる

まさか、自分の体の中でそんなことが起こっているとは、思いもよりませんよね。しかし、疲れが溜まる、やる気が出ない、集中力が続かない、肌が荒れる、お腹の調子が悪い、頭痛がするなど、たとえ些細なことでも、**なんとなく不調を感じることが増えているなら、それは腸漏れのせいかもしれません**。

せっかくこまめにたんぱく質を摂取しても、腸漏れをしていたらその努力が無駄になってしまいます。そんな悲しいことにならないためにも、まずは原因を知り、腸内環境を整えて腸漏れを防ぐことを第一に考えていきましょう。

では、腸漏れはどうして起こるのか？　考えられる原因を知っておきましょう。

腸漏れが起こる2大原因

❶ たんぱく質不足

細胞の材料が不足し、腸粘膜の細胞のターンオーバーがスムーズに行えなくなる

❷ 腸内環境の悪化

腸内の悪玉菌が増加し、腸粘膜を傷つける

腸内環境を悪化させる原因

- ストレス
- 睡眠不足、睡眠の質の低下
- 小麦粉食品（グルテン）の摂りすぎ
- 乳製品（カゼイン）の摂りすぎ
- ビタミンD不足
- 糖質の摂りすぎ、高血糖の常態化
- お酒の飲みすぎ
- 加工食品に含まれる合成添加物の摂りすぎ
- 白砂糖の摂りすぎ
- 人工甘味料の摂りすぎ

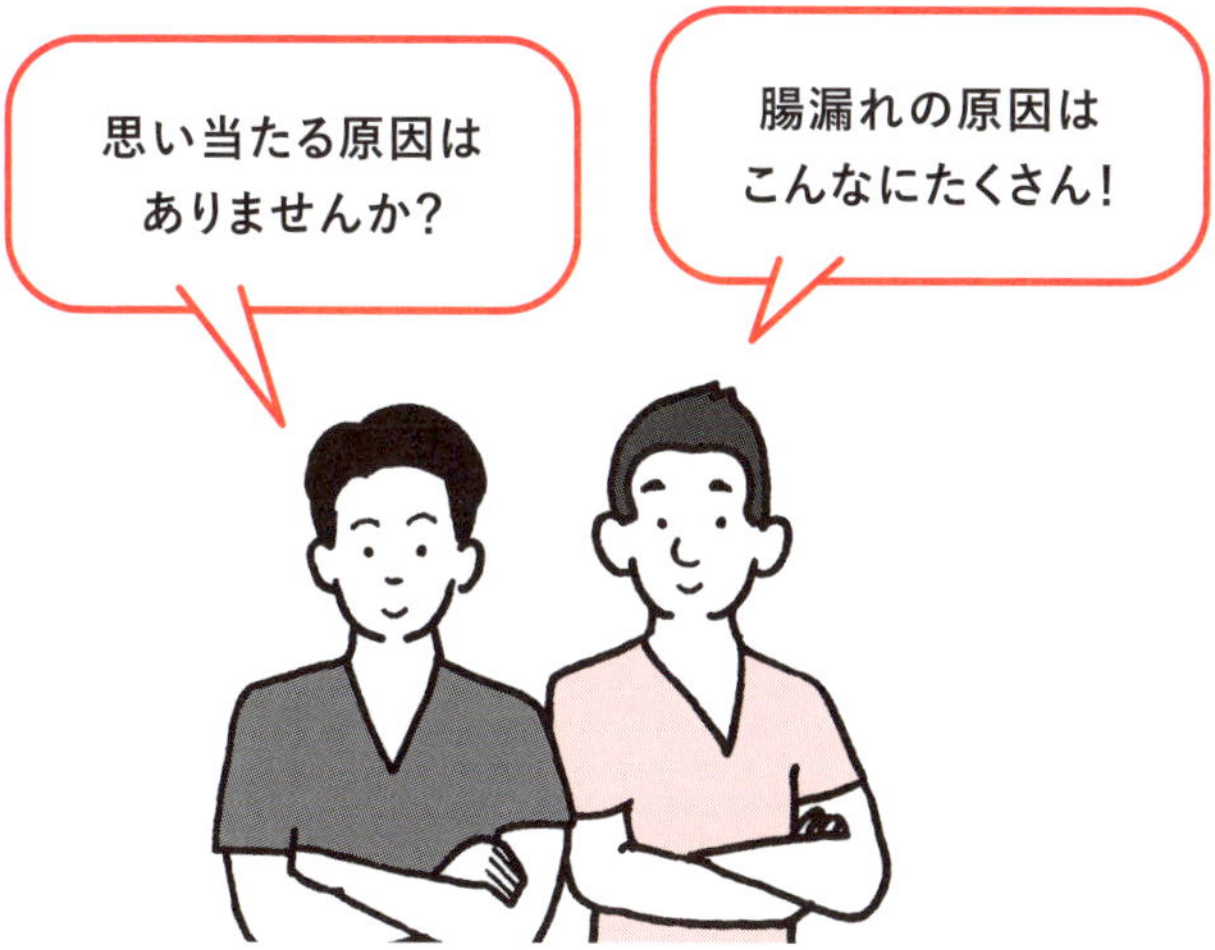
腸漏れの原因は
こんなにたくさん！
思い当たる原因は
ありませんか？

Lecture — 2

日本人の7割以上が“腸漏れ”の可能性あり！

前のページで紹介したように、腸漏れの主な原因は身近なことばかりです。

ストレスを抱えている。お酒をたくさん飲む。ときどき甘いものを爆食いする。毎日パンやパスタやうどんなどの小麦粉食品を食べる。チーズやヨーグルトは欠かせない。忙しくて合成添加物たっぷりの加工食品を毎日のように食べる。睡眠不足……。どれかひとつでも習慣化しているなら、ほぼ間違いなく腸漏れしているでしょう。

つまり、**腸漏れは誰にでも起こる可能性がある**のです。

そして、一度腸漏れが起こり始めると、41ページで紹介したような悪循環の無限ループが待ち受けています。たんぱく質不足は腸漏れの原因になり、腸漏れはたんぱく質不足の原因になるわけです。

これはあくまで推測ですが、第1章でお伝えしたように「日本人の8割以上はたんぱく質不足」ということと考え合わせると、「腸漏れの疑いあり」という人も、同程度いるのではないでしょうか。

実際に、健康産業専門紙の『ヘルスライフビジネス』（2023年5月1日発行）では、日本人の約7割は腸漏れを起こしている可能性があることが指摘され、コロナ禍のストレスにより自律神経が乱れた人が増えていることから、腸漏れを起こしている人がさらに増加している可能性にも触れられています。

ただし現在、腸漏れを調べる検査はなく、内視鏡検査でもわかりません。腸漏れの可能性を推測できるのは、IgG検査（遅延型フードアレルギー検査）、ゾヌリン検査（腸壁細胞の間に存在するたんぱく質であるゾヌリンの量を検査）、オーソモレキュラー栄養解析、腸内フローラ検査（便を検査して腸内細菌の種類や数を調べる）などです。これらはすべて自費診療の検査になります。

私たちのクリニックで行っているオーソモレキュラー栄養解析は、「分子整合栄養医学《ぶんしせいごうえいよういがく》」と呼ばれるもので、血液検査によって栄養状態を解析します。そうして、解析結果の数値を分析し、その人の体の栄養状態を把握することで、必要な栄養素や不足している栄養素を見極め、最適な量を細かく調整しながら補給し、食事や生活習慣を改善して体が本来持っている力を高めていくという栄養療法に用いられます。

オーソモレキュラー栄養解析では、血液検査で体内のたんぱく質量に関わる数値が低いと「たんぱく質の摂取量が不足しているかもしれない」「腸漏れが起こってたんぱく質がうまく吸収されていないかもしれない」または「アレルギーの原因物質が腸から入り込んでいるかもしれない」と考えます。

いずれの検査も「腸漏れの可能性を推測する」というものなので、受ければ明確な結果がわかるというものではありません。

とはいえ「自分は腸漏れしているのか？」気になりますよね。そこで、我々が参考にしている腸漏れの危険度チェックを紹介します。生活習慣や食習慣、体調のことなどを振り返りながらチェックしてみてください。

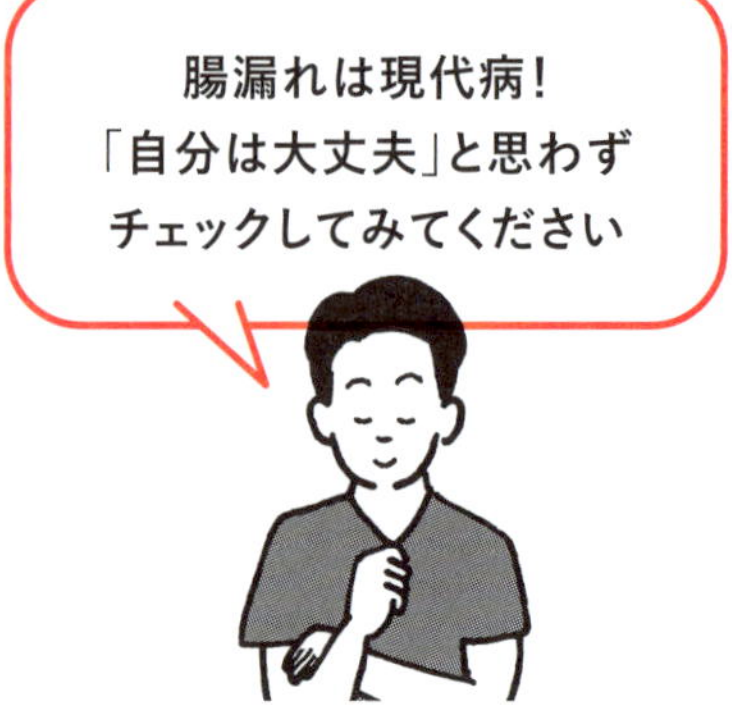
腸漏れは現代病！
「自分は大丈夫」と思わず
チェックしてみてください

手軽にできるセルフ診断
「腸漏れの危険度」チェック

腸漏れしているかどうかは、よく食べるもの、生活習慣、
体調などから推測することができます。

- □ 朝食を摂らない日が週に3日以上ある
- □ 小麦製品を週に4日以上摂っている
- □ 牛乳や乳製品を週に4日以上摂っている
- □ お菓子などの甘いものを週に4日以上摂っている
- □ 肌荒れに悩んでいる
- □ 髪がパサつき、毛量が少なくなってきたように感じる
- □ 便秘や下痢などの便通異常がある
- □ 食後にお腹が張ることが多い
- □ 食後の胃もたれが多くなってきたように感じる
- □ 花粉症やぜん息のようなアレルギーを持っている
- □ 疲れが取れにくい
- □ 何をするにもやる気が出ない

0個：素晴らしい！ あなたは腸漏れの心配はゼロです
1〜3個：腸漏れしている可能性がゼロではないので油断は禁物です
4〜6個：腸漏れ黄色信号！ 腸漏れしている可能性が高いです
7個以上：腸漏れ赤信号！ いますぐ生活を見直しましょう

Lecture — 3

腸はただの消化器官ではない！腸のスペシャルな働きとは？

私たち消化器内視鏡専門医は、多くの患者さんの胃や腸などの消化器官を実際に見ています。血液検査の結果や問診でその人の栄養状態をできるだけ把握し、消化器官の健康状態と合わせて診察をしています。

そのうえで強く感じるのは、腸の大切さです。この本ではたんぱく質の大切さを軸に解説していますが、その大切なたんぱく質を体内に吸収するのは腸。吸収したたんぱく質の代謝を助けるのも腸。さらに、腸は脳とつながって認知機能に関わる働きをしたり、免疫の要となったり、たくさんのスペシャルな働きをこなしています。腸はただの消化器官ではないのです。

だから、腸のことをもっと知ってほしいと強く思います。知ることで、腸をいたわり、腸をケアする気持ちが強くなり、実践力がアップするはずですから。

・こんなにすごい腸の働き

❶ 栄養を消化・吸収する

栄養の消化・吸収を行っているのは小腸です。胃や十二指腸で消化された栄養素は、小腸で分泌される消化酵素によってさらに分解され、吸収されます。

❷ 免疫の要！　悪いものをブロックする

腸は体内に栄養を取り込む「吸収の要」である一方、ウイルスや細菌、有害物質といった悪いものをブロックする「免疫の要」でもあります。**腸内には体内の免疫細胞の70％が集まり、**体にいいものと悪いものを選別しているのです。こんな高度で繊細な仕分け作業を一手に担っていることも、腸がすごい理由のひとつです。

❸ 腸内細菌を育てて増やす場所

腸には約100兆個もの腸内細菌が棲んでいて、その総重量は1～2kgにもなるといわれています。**腸内細菌は私たちが取り込んだ栄養素を食べて育ち、増殖**します。よい腸内環境では善玉菌が増殖して体によい影響をもたらしますが、悪い腸内環境では悪玉菌が増殖して体に悪い影響をもたらします。

❹ビタミンを産生する

人間は基本的に自分でビタミンをつくることができません（ビタミンDのみ、日光浴によって皮膚でつくることが可能）。しかし、**腸は特別！　たくさんのビタミンを産生できる貴重な臓器**です。正確には、腸内細菌（善玉菌）によってビタミンがつくられます。その量は、体が必要とする量の約20～30％ともいわれています。

腸内細菌がつくるビタミンは、ビタミンB_1、B_2、B_6、B_{12}、パントテン酸、ナイアシン、ビオチン、ビタミンK_2、葉酸の9種類。

たんぱく質をはじめとする三大栄養素のエネルギー代謝や、たんぱく質の合成に欠かせないビタミンが揃っています。これほどの種類のビタミンを食事で完ぺきに摂るのは大変ですが、摂りきれないぶんは腸内細菌がしっかりフォローをしてくれているのです。

5 ホルモンを産生する

のは、**腸は食欲に関わる複数のホルモン（神経伝達物質）を産生**しています。特に注目したいのは、脳に満腹を知らせるコレシストキニン、グルカゴン様ペプチド-1。これらを分泌することで、消化や食欲をコントロールしています。

また、23ページで紹介したセロトニンは、脳よりも腸でつくられる割合のほうが圧倒的に多く、**腸が産生するセロトニンは全体の90％**に及びます。腸でつくられるセロトニンは、主に腸のぜん動運動を促したり、消化液の分泌を促し、消化に関与するなど、脳内のセロトニンとは異なる働きをしています。

ちなみに、脳内でつくられるセロトニンの材料はトリプトファンというアミノ酸の一種です。トリプトファンは腸で吸収され、腸内でセロトニンのもとになる物質へと変換され、脳へと運ばれることでセロトニンが産生されます。つまり、**脳内の〝幸せホルモン〟セロトニンも腸のサポートなくして生まれない**のです。

また、脳内でつくられるセロトニンは睡眠を促すメラトニンというホルモンの材料にもなります。そのため、不足すると睡眠の質の低下や不眠のリスクが上がり、心身に悪影響が及びます。

❻短鎖脂肪酸《たんさしぼうさん》を産生する

小腸内の善玉菌に食物繊維やオリゴ糖などのエサを与えると、酪酸《らくさん》などの短鎖脂肪酸をつくり出します。**短鎖脂肪酸は、腸内を弱酸性にして善玉菌にとってよい環境をつくります**。その結果、悪玉菌が減り、腸内環境がよくなります。

さらに、小腸でつくられた短鎖脂肪酸は大腸で吸収され、腸粘膜の新陳代謝や粘液の分泌促進、栄養吸収のためのエネルギー源として使われるほか、血液に乗って交感神経を刺激し、基礎代謝を高めたり、脂肪細胞に働きかけて体脂肪の蓄積を抑制したり、腸のぜん動運動を促したりします。

❼腸と腸内細菌は、脳と連携して認知機能を支えている

腸のスペシャルな働きのひとつが、脳との連携です。**腸と脳はお互いに情報交換をして体の機能を調整しているのです**。これを「腸脳相関《ちょうのうそうかん》」と呼びます。

かつては脳が心身の最高司令塔だと考えられていましたが、近年では、腸から脳に送られる情報のほうが多いことが判明。さらに、**脳への情報発信には腸内細菌が大きく関係している**ことも明らかになってきました。つまり、「腸・腸内細菌・脳相関」ともいえる仕組みがあることがわかってきたのです。

近年では、腸内細菌と認知症の関係にも注目が集まり、**腸内環境をよくすることで認知症を予防できる、改善できる**ことがわかりました。

実際、イランで行われた認知症患者を対象にした大規模研究では、乳酸菌、ビフィズス菌入りの飲み物と、含まれない飲み物を飲んだ結果を比較したところ、乳酸菌、ビフィズス菌入りを飲んだほうが有意に認知機能の改善が見られたという報告があります。これは、乳酸菌、ビフィズス菌が腸内の善玉菌を増やして腸内環境をよくすることで、認知機能が改善したということです。

腸内細菌にそんな働きがあることに驚かされますが、認知症の原因を探っていくと納得の理由が見つかります。少し難しい話だと感じられるかもしれませんが、とても興味深いので紹介しておきましょう。

認知症の原因物質といわれるのが、脳に溜まったアミロイドβ《ベータ》、いわゆる「脳のゴミ」と呼ばれているものです。アルツハイマー型認知症研究の第一人者であるデール・ブレデセン博士は、アミロイドβは脳が何らかのダメージを受けたときに発生することを突き止めました。

その主なダメージの要因というのが、①炎症　②栄養不足　③毒素　の3つ。

お気づきでしょうか？　すべて、腸に関係することなのです。体の炎症を防いで腸漏れをなくすことも、腸内環境を整えてたんぱく質をはじめとする栄養素を無駄なく十分に吸収することも、腸の免疫機能を高めて毒素をブロックすることも、脳のダメージを減らし、認知症を予防することにつながっているのです。

●腸が不健康になると不調まみれに！

では、腸が不健康になるとどんなリスクがあるのでしょうか。

栄養素の消化・吸収がスムーズに行われなくなると、たんぱく質をはじめとする栄養素が不足し、細胞をつくるための材料が不足し、ターンオーバーが乱れる。筋肉量が減り、代謝が低下。肝臓は機能が落ちてあらゆる組織の機能が低下し、肌荒れ、疲労、やる気の低下など、心身の不調が起こりやすくなります。

また、細胞のターンオーバーが乱れることで、腸内の免疫細胞の働きも悪くなります。免疫力が低下すると、感染症のリスクが高まり、炎症も起りやすくなります。下痢や腹痛も頻繁に起こり、さらに腸内環境は悪化して栄養素の消化吸収がスムーズに行われなくなるという悪循環……。間違いなく大腸がんのリスクもアップするでしょう。41ページの図で紹介した悪循環が、よりリアルに、そして深刻に感じられるのではないでしょうか。

また、腸と脳は互いに影響し合っているため、腸が不健康になるとその影響は間違いなく脳にも及びます。認知症の主な原因は不健康な腸と関係しているといっても過言ではないのです。

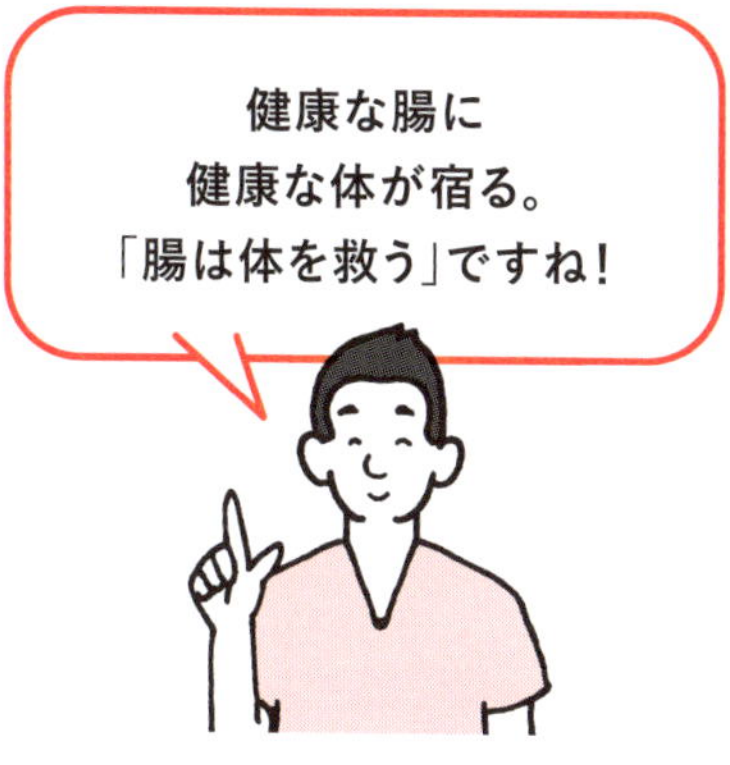
健康な腸に
健康な体が宿る。
「腸は体を救う」ですね!

Lecture — 4

腸内細菌の状態は腸内フローラ検査でわかる

腸の大切さを知れば知るほど、気になるのは自分の腸の状態です。ちゃんと働いてくれているのだろうか？　腸内細菌は元気だろうか？　この目で確かめたくなるのではないでしょうか。

私たちは、毎日内視鏡検査で患者さんの胃腸の中を診ています。もちろん胃腸の内部の状態はわかりますが、内視鏡検査では腸内細菌の状態までは知ることができません。

そこで役立つのが腸内フローラ検査です。便を採取して大腸の腸内細菌の種類、量から、腸内環境が良いのか、悪いのか、腸内細菌の多様性判定、健康長寿菌判定（健康長寿の人の腸内に多い菌の割合を判定する）、大腸がんや生活習慣病といった疾病のリスク判定などがあり、食事や生活習慣の改善ポイントなどもわかるようになっています。

近年、腸内細菌の研究は、世界中で広く行われるようになり、目まぐるしく情報が更新され、従来の考えが覆されることも珍しくありません。

欧米と日本では腸内フローラの持つ意味が異なっていることもあり、欧米では「痩せ菌」といわれているものが、日本人にとっては必ずしも「痩せ菌」とは限らない……というものもあります。これは、おそらく遺伝やその土地に根づく食習慣、生活習慣などの影響を大きく受けているからだと考えられます。

そこで、近年の研究結果によってわかった主な腸内細菌の特徴を紹介しましょう（58ページの表参照）。

腸内細菌の数はとてつもなく多いため、特徴によって「〜門」という名前で分類して分析します。自分の腸内にはどんな分類の菌が多いのか？　腸内環境は良いの？　悪いの？気になる人はぜひ、腸内フローラ検査を受けてみることをおすすめします。

近年では、腸内フローラ検査を扱う機関が増えました。自費診療となりますが、検査キットを購入し、便を採取して送るだけなのでとても気軽に受けることができます。**自分の腸の状態を知ることで、きっと腸をいたわる気持ちが高まるでしょう。**

主な腸内細菌の分類と特徴

大分類	働き	分類・特徴
善玉菌	体にとってよい働きをする	**アクチノバクテリア門** ビフィズス菌系の菌の総称で、これが多いと腸内環境がよいということ。離乳前が最も多く、対策をしなければ加齢とともに減り、相対的に悪玉菌が増える
日和見菌《ひよりみ》	状況によって有害、無害、有益と働きが変わる	**バクテロイデーテス門** 肉食系の人に多い。欧米では「痩せ菌」と呼ばれる菌で、肥満を抑制する菌がいることが欧米で多く報告されている。日本人の場合、食習慣や遺伝的要素によって必ずしも「バクテロイデーテス門＝痩せ菌」とは限らず、バクテロイデーテス門が多い人のほうが短命であるという報告もある
		プロテオバクテリア門 悪玉菌、日和見菌などが混在しているグループ。これが増えすぎると、悪玉菌が増えている可能性が高いので注意が必要
		ファーミキューテス門 雑食系の人に多い。かつて「デブ菌」と呼ばれていた菌だが、日本では健康な人の腸内に多く見られる。善玉菌の乳酸菌、酪酸を産生する酪酸菌が多く含まれ、腸内環境をよい状態に保つのに欠かせない
悪玉菌	体にとって悪い働きをする	**フソバクテリア門** 大腸がんに関する菌。腸粘膜から炎症を促進させる「炎症性サイトカイン」の産生を引き起こすことも報告されている。これが多いと大腸がんのリスクが上昇するので要注意！

実際に検査をしてみると、食事が肉食に偏っている人は、バクテロイデーテス門が多くなり、肉、魚介、大豆食品、野菜などをバランスよく食べている雑食系の人はファーミキューテス門が多いという結果が出ます。自分ではバランスよく食べているつもりでも、バクテロイデーテス門が多かった場合、肉食に偏っているということかもしれません。

100歳以上の方の腸内細菌を調べたところ、腸内細菌の多様性がとても高いという結果もあります。**腸内細菌の多様性が高いということは、腸内環境がよいということ**です。腸内細菌の多様性は食事によっても左右されるので、食事のバランスもよいということでしょう。

ちなみに、Dr.秋山は少し痩せ型ですが、腸内フローラ検査の結果、かつて「デブ菌」と呼ばれたファーミキューテス門がとても多く見られました。これは、ファーミキューテス門の仲間である乳酸菌や酪酸菌がたくさん棲みついているからだと考えられます。

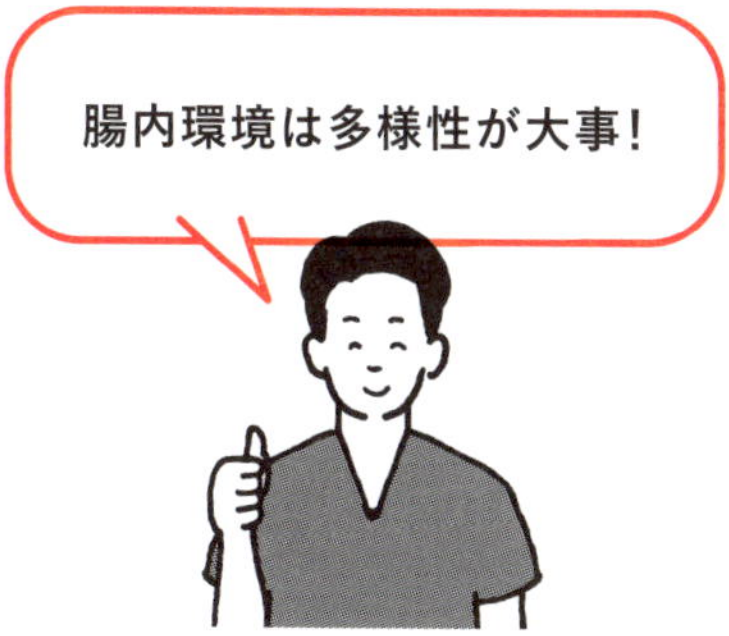

Lecture — 5

何歳になっても腸は生まれ変われる！

腸内細菌の中でも、一般的に善玉菌は加齢とともに減り、特に60歳を過ぎると急激に減り始め、70歳を過ぎたころから悪玉菌が急増します。

なぜ、加齢とともに腸内環境が悪くなるのでしょう？　歳を重ね、消化器官の機能が衰えることで腸内環境は悪化します。胃液の分泌量の低下、腸のぜん動運動低下によって栄養の消化吸収力が低下し、未消化の栄養が腸内に長く留まることが増えて、より悪化。さらに、老化によって腸内の免疫力が低下すると、ますます腸内環境が悪化します。

こうした加齢による腸内環境の悪化をさらに加速させるのが食事量の減少です。ただでさえ栄養の吸収力が低下しているというのに、加齢によって食事量が減り、たんぱく質の摂取量が不足すると、細胞をつくる材料が不足。腸の細胞のターンオーバーが乱れ、消化酵素も不足して消化機能が衰え、腸の老化が加速するのです。また、食事量の減少によって食物繊維の種類や量が減れば、腸内細菌のエサが減り、ビタミンやホルモンなどの産生力が低下。短鎖脂肪酸の産生量も減り、腸内環境がますます悪化しやすくなります。

でも、諦めないでください！　**腸内環境は何歳になっても改善可能。たんぱく質をはじめとする細胞の材料があれば、腸は生まれ変わることができます。**消化酵素もたんぱく質からできているのですから、たんぱく質を十分に摂ることで消化機能は改善されます。さらに、腸内細菌にエサである乳酸菌や食物繊維を与えれば、善玉菌が増え、腸内環境はよくなっていくでしょう。

私たちのクリニックで35〜75歳の患者さんたち約100人の腸内フローラ検査をしたところ、68歳男性と69歳女性の2人だけが飛び抜けて善玉菌（ビフィズス菌）の割合が高いという結果が出ました。35歳の人より間違いなく腸年齢が若かったのです。実はこの2人は生活を共にするご夫婦です。このご夫婦に共通する生活習慣は、①1日3食欠かさず食べる　②毎日必ず野菜類を食べる　③毎日必ず運動をする　の3つ。

つまり、たとえ腸内環境が悪くなる60歳を過ぎても、腸が元気になる生活をしていれば、腸内環境をよい状態に維持できるし、若返らせることも可能なのです。

Lecture — 6

素朴なギモン。腸内細菌はどこにいるのか？

「腸内細菌はどこにいるの？」と聞かれて、腸の管の中にフワフワと浮かんでいる様子を思い浮かべた人もいるのではないでしょうか。

でも、それは誤解です。腸内細菌は腸内の粘液層に棲んでいます。粘液層とは、腸壁の細胞から分泌される粘液の層で、たんぱく質と糖質が結合したムチンと呼ばれる成分でできており、内側のぶ厚い層と外側の薄い層の2層になっています。

腸に限らず体の粘膜はとても薄く、か弱い組織です。特に腸の粘膜は吸収とブロック（侵入を防ぐ）という、相反する役目を担っています。おまけに腸内には良い菌だけでなく、大腸菌などの悪い菌もたくさんいて、とても危うい環境です。

そこで重要な役目を果たすのが、**粘液がつくり出す粘液層です。腸内細菌はこの粘液層の中でエサを食べたり、増殖したり、働いたりしているのです。**

しかし、腸粘液が少なく、粘液層が薄かったり、弱かったりした場合はどうでしょう。腸内細菌は定着することも増殖することも難しく、どんどん弱り、数が減ってしまうでしょう。それだけでなく、**腸内細菌はエサが不足していると粘液層を食べてしまう**のです。粘液層が食べられて減っていくと、腸内細菌は棲む場所が減って数が減少。そして腸内環境が悪化するという悪循環に陥ります。

腸の粘液層をしっかりと維持し、腸内細菌が快適に過ごせる環境をつくるためには、やはり十分な栄養が必須！　まずは腸の細胞がスムーズに生まれ変われるようにたんぱく質を補給し、腸内細菌の好物である乳酸菌や食物繊維などを摂り入れることが欠かせないのです。

腸内細菌は腸の粘液層にいる

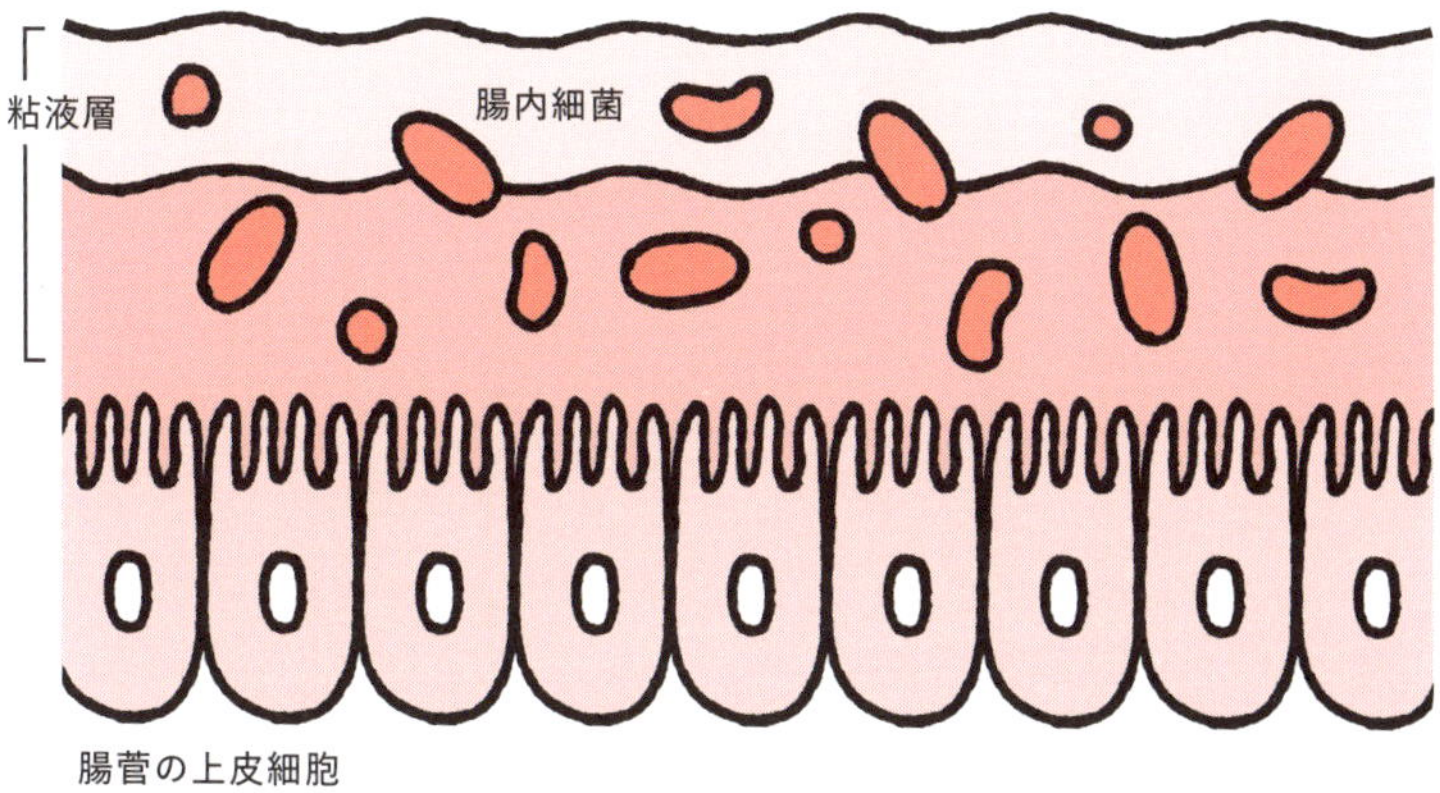

Talk Room

便秘薬を長期間服用すると腸の中が真っ黒になる！

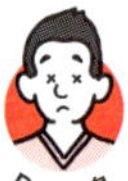

Dr.平島

私と秋山先生は、月1回はドラッグストアに薬やサプリメントの偵察に行くんです。患者さんが飲んでいる便秘薬やダイエットサプリを知っておきたくて、実際に自分で飲んで効き具合を試すんです。強い便秘薬は便がゆるゆる、お尻はピリピリになりますよ。激効きみたいなものもありますね……。

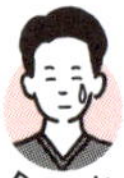

Dr.秋山

人体実験ですよね（笑）。ドラッグストアに行くと、便秘薬やいわゆる内臓脂肪を減らす漢方薬などがズラリと並んでいますが、大きく分けて「刺激性便秘薬」と「非刺激性便秘薬」に分かれます。

刺激性便秘薬の主な成分は、大黄《だいおう》、アロエ、センナ、ビサコジル

非刺激性便秘薬の主な成分は、酸化マグネシウム

成分を見ればすぐにわかります。

Dr.平島
市販薬を見る限り、便秘薬のほとんどは「刺激性」ですね。刺激性というのはその名のとおり刺激的！　腸をビシバシムチ打って、無理矢理便を出させるんです。**刺激性便秘薬はハッキリ言うと下剤です**。

Dr.秋山
成分を見ると「大黄、アロエ、センナ、ビサコジル」と書いてあって、植物性由来だからなんとなくよさそうと思って買っちゃうんでしょうね。

Dr.平島
そうなんですよ。内臓脂肪を減らすと謳《うた》っている漢方薬に「防風通聖散《ぼうふうつうしょうさん》」というのがあるんですが、これも実は大黄という成分が入った下剤なんですよね。それを知らずに痩せ薬と思って飲んでいる人がかなり多いようです。

Dr.秋山
その中身の成分を知らずに、痩せたいとか、むくみをとりたいという理由で飲んでいる人も意外と多いですよね。

Dr.平島　でも、飲むだけで痩せる薬なんてあるわけがないんです。防風通聖散の場合は、下痢を起こさせるわけだから、水分が抜けて体重は落ちます。でも、**下痢で栄養を吸収できていないから筋肉も落ちる。代謝も落ちるから、一時的に体重が落ちて痩せたと見せかけているだけで、結果的に太りやすくなる**んです。また、長期間飲み続けると、下痢が続くことになるから腸に負担かかかります。

Dr.秋山　**刺激性便秘薬は依存性も高い**ですね。以前、刺激性便秘薬を1日1箱60日分飲んでも効かなくなって、「助けてください～！」って来院された患者さんがいました。

Dr.平島　1日で60日分ですか!!　危険な飲み方ですね……。その患者さん、大腸ポリープがありませんでした?

Dr.秋山　大腸ポリープ、ありました！　刺激性便秘薬の大量摂取で毎日激しくムチ打たれて、かわいそうなことに腸は機能停止状態でした。便秘薬を飲むのが習慣になっ

Talk Room — 便秘薬を長期間服用すると腸の中が真っ黒になる！

Dr.平島: ている場合は、いきなりやめてしまうと便がまったく出なくなってしまうので、少しずつ薬を減らしながら食事と生活習慣の改善を続けて、数カ月かけて便秘薬を卒業しました。

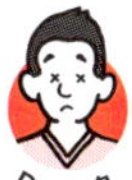

Dr.平島: 刺激性便秘薬を長期間飲み続けている人の腸は、真っ黒！ これは、大腸に色素が沈着した大腸メラノーシスという状態で、腸の神経がやられて動きが鈍くなり、便秘は治るどころか悪化するばかりです。便が出なくなる人もいるほどですから……。

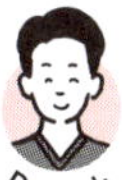

Dr.秋山: でも、時間はかかりますが、努力すれば腸は健康になります！ 真っ黒だった腸もきれいなピンク色に戻ります。

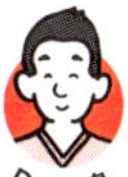

Dr.平島: そう、そのとおり！ 便秘薬も絶対悪いというわけではないんです。つらいときは少し力を借りるという感じで、上手に付き合うことが大切だと思います。

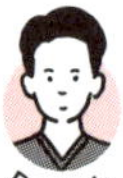

Dr.秋山

毎日便が出ないから便秘だと思い込んで、便秘薬に頼る人に多いのですが、本当は便秘じゃないかもしれません。

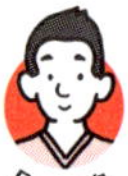

Dr.平島

便通のリズムは人それぞれですから。2～3日に1回でちょうどいい人もいれば、毎日出ても残便感があって実は便秘だという人もいます。なんとなく便秘薬を飲むのが習慣になっているなら、一度やめてみて、本当に飲まないと便が出ないのか、便が出なくて不調になっているのかを自分で感じ取ってみてほしいです。そのうえで、どうしても必要なら、そのときだけ飲むとか、ちょうどいい使い方があるはずです。

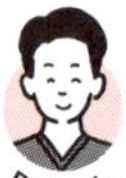

Dr.秋山

自分に合う便秘薬の種類、飲み方を見つけることが大切ですね。私がおすすめする飲み方は、酸化マグネシウムなどの非刺激性便秘薬を1日1錠3日間飲んでみて、効かなければ少しずつ増やして自分に合う量を見つけるという方法です。**酸化マグネシウムの便秘薬は、便をやわらかくして出しやすくする**というタイプな便秘薬を長期間服用すると腸の中が真っ黒になる！

Dr.平島

ので、これなら腸への負担が少なくて済みます。

便秘薬も内臓脂肪を減らすと謳っている漢方薬も、飲みすぎ、長期間続けすぎはよくないということです。まずは食事や生活習慣を改善することから始めましょう。便秘薬に頼りっぱなしでは、真っ黒な腸へまっしぐら！ 今、便秘薬に頼っている人は、飲み方を見直してみてください。

便を出さなきゃ！
と思い詰めずリラックスして
決まった時間にトイレに座れば
自然と便意が湧いてきますよ

まさに
"パブロフの腸"
ですね！

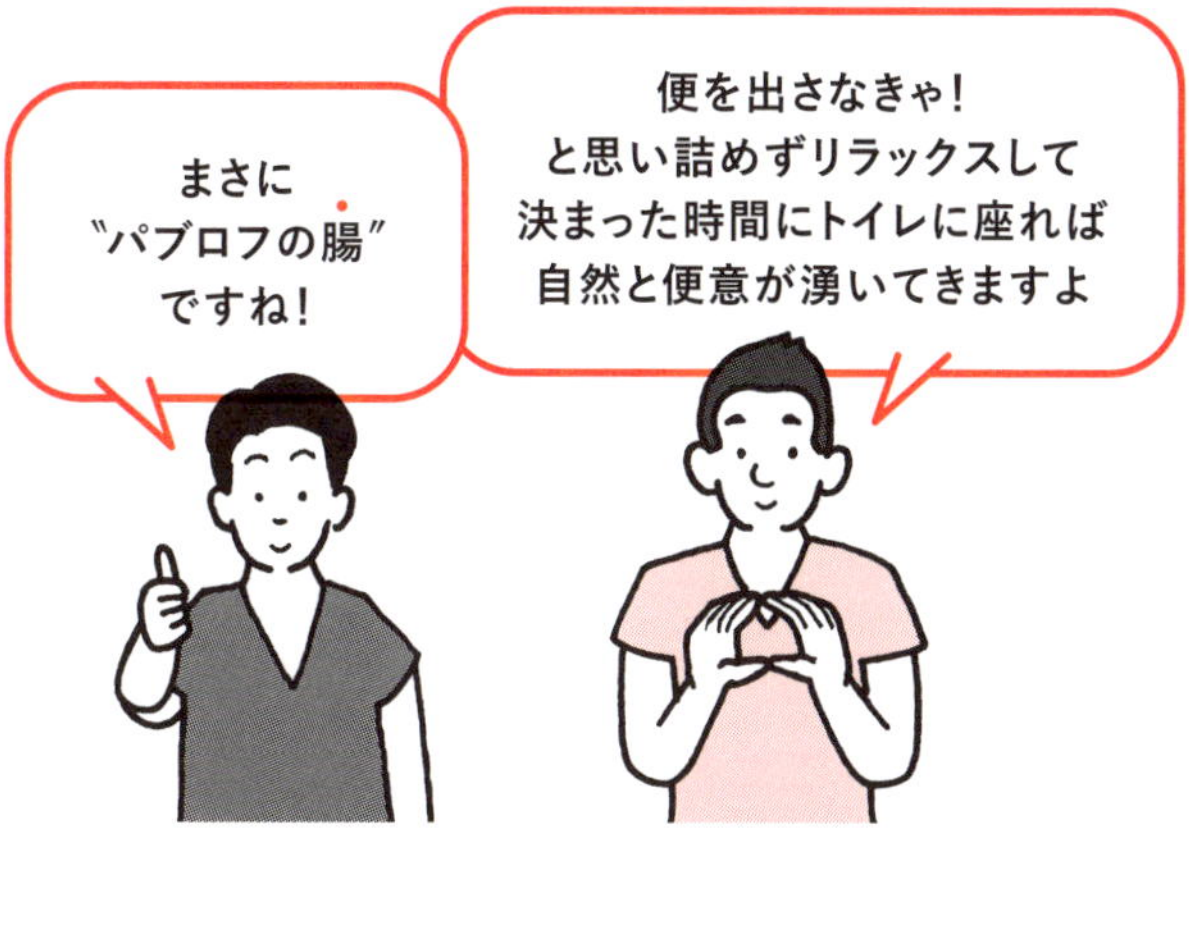

第3章

【実践編】まずやるべきは〝漏れない腸〟をつくること

たんぱく質の大切さを知り、
〝腸漏れ〟という衝撃の事実と
その原因を知ったら、

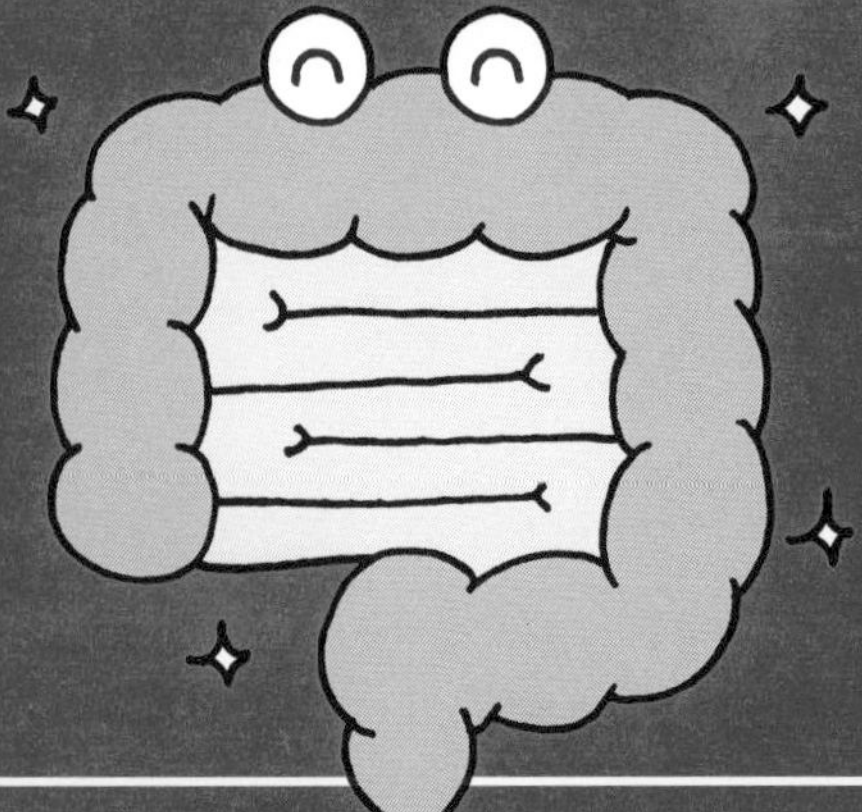

真っ先にやるべきことは
〝漏れない腸〟をつくることです。
腸漏れを起こしている状態では、
いくらたんぱく質を摂っても
無駄になってしまうからです。
腸内の細胞の材料になる
たんぱく質をしっかり摂り、
腸内にいる腸内細菌にエサを与え、
腸粘膜の結合力を高め、
腸内の細胞の炎症を予防する。
こうした日々の食事の積み重ねが
漏れない腸づくりにつながります。

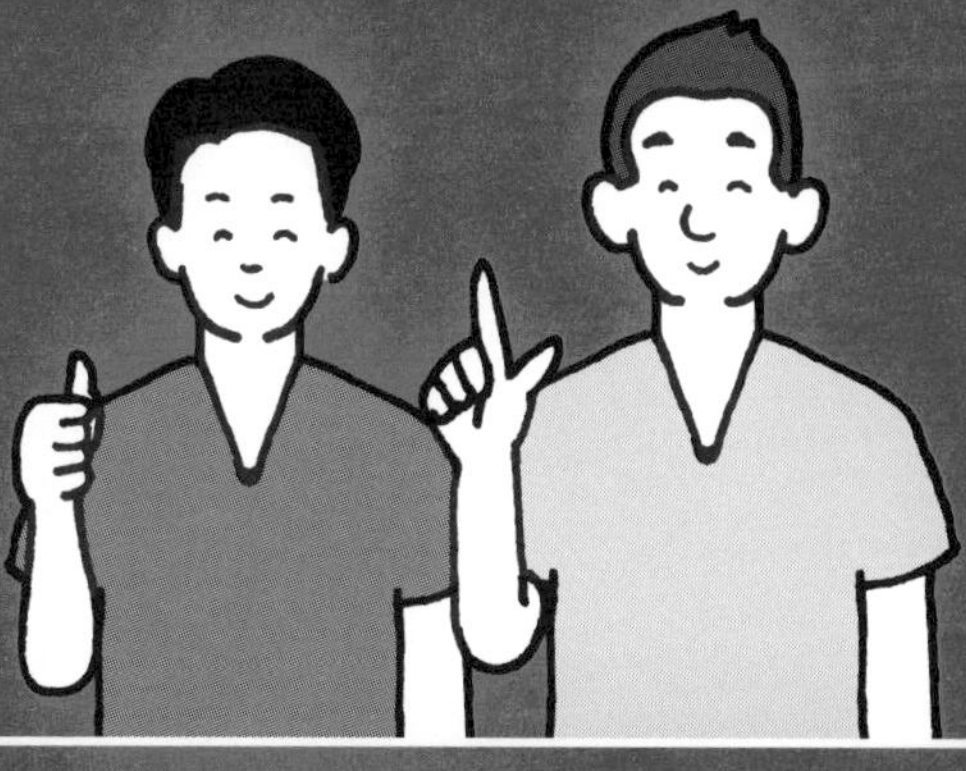

① 実践

腸漏れの最大の原因は“未消化の炭水化物”だった！

腸漏れの原因のひとつに「糖質の摂りすぎ、高血糖の常態化」があります（43ページ参照）。血液中に糖がたくさんある状態が続くことで、腸内の血管が傷つき、炎症を起こし、腸漏れを招くのです。

しかし、実は高血糖だけではなく、**未消化の炭水化物も胃や腸に負担をかけ、腸漏れの引き金になっている**のです。

「うどんやごはんは消化がいいんじゃないの？」と思われた方も多いのではないでしょうか。しかし、実際に胃カメラで胃の様子を見ると、うどんやごはんなどの炭水化物が胃内に残っているのをよく見かけます。

胃カメラ検査を受ける人には、午前中の検査の場合、前日の夜8時までにできるだけ消化がよいものを食べてくださいとお願いしています（午後からの検査の場合、前日はできるだけ消化がよいものを食べていただき、検査開始の5時間前まででしたら卵、豆腐などは食べても大丈夫ですとお伝えしています）。つまり、検査の12時間以上も前から、ごはんや麺、パンなどの炭水化物は控えていただいているわけです。にもかかわらず未消化の炭水化物が胃の中に残っている……。これはいったいどういうことなのでしょう。

ごはんや麺は、決して消化が悪い食べ物ではありませんが、実は胃の中に残りやすいのです。一方、肉などのたんぱく源となる食べ物が残っていることは、まずほとんどありません。

一般的に、消化にかかる時間が早いのは、炭水化物（糖質＋食物繊維）、たんぱく質、脂質の順だといわれていますが、実際は違っているのです。

私たちが内視鏡検査で見てきた限り、**食べ物が胃から小腸へと移動するのにかかる時間は、うどんが5〜6時間　米、パンは早くて4時間ですが、いずれも遅い場合は8時間以上**かかっています。胃からは炭水化物を消化する酵素が出ないので、当然といえば当然です。一方、肉や魚などのたんぱく質は消化が悪いイメージがありますが、胃からも消化酵素が出るので、実は消化が早いのです。

これがホント! 胃での消化にかかる時間

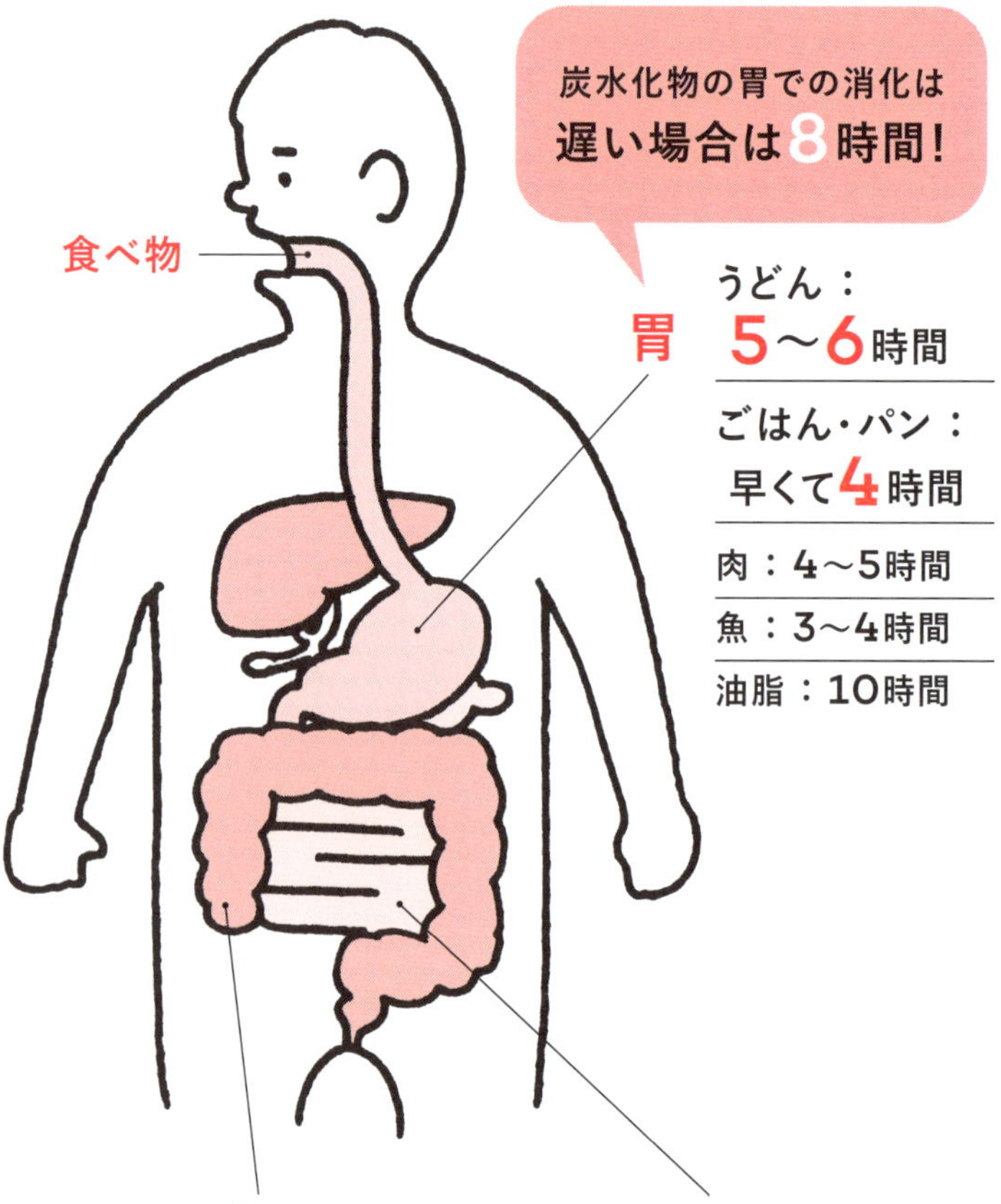
炭水化物の胃での消化は
遅い場合は8時間!
食べ物
胃
うどん：
5〜6時間
ごはん・パン：
早くて4時間
肉：4〜5時間
魚：3〜4時間
油脂：10時間
大腸
小腸

大腸

小腸で栄養吸収した後の食べ物は大腸で15〜20時間かけて水分を吸収されうんちがつくられる

小腸

胃で吸収しやすい状態になった食べ物の栄養は小腸で5〜8時間かけて吸収される

実際、糖質制限ダイエットで、ごはんや麺、パンを抜いたり、極端に減らしたりして肉や魚介をメインにしたところ、すぐにお腹が減ってつらかった……という経験がある人もいるのではないでしょうか。それはつまり、炭水化物は腹持ちがいいということです。

そんな炭水化物を、朝昼夜と食事のたびに大量に摂っていたら、胃は1日中フル稼働。もちろん、小腸も大腸も長い時間をかけて栄養を吸収し、水分を吸収していくわけですから、消化管の中は大渋滞！ **未消化の炭水化物が胃内に長時間留まるせいで、消化・吸収が終わらず疲弊し、ダメージが積み重なります。こうしたことも腸漏れの引き金になる**のです。

未消化の炭水化物による影響はそれだけではありません。適量の炭水化物を摂った場合は、ゆっくりと消化されていくので血糖値も適切に上がり、満腹中枢は十分に刺激されますが、吸収されていないごはんや麺などの炭水化物は血糖値を上げることはありません。そのため、胃の中に炭水化物がまだあるのに体は認識することができず、空腹だと感じて「食べろ！」と司令を出します。未消化の炭水化物があるにもかかわらず、また食べてしまい消化負担がさらに増してしまいます。

これが、お腹が空いていないはずなのに、なぜか食べすぎてしまう原因のひとつです。

もちろん、時間がかかったとしても糖は吸収されれば血糖値が上がりますから、**食べすぎが続くと、高血糖が常態化し、今度は血糖値を下げるためにインスリンの分泌が過剰になり、太りやすくなるという魔のループに入ってしまいます**。

早食いをしたときも、血糖値が上がって満腹を知らせるサインが出る前に食べすぎてしまうため、結果的に高血糖が長時間続き、インスリンの過剰分泌で太りやすくなります。食べすぎ、高血糖の常態化を防ぐためにも、炭水化物はよく噛んで食べることも大切なのです。

また、未消化の炭水化物があるにもかかわらず、たんぱく質と脂質の消化が終わると、脳は「消化は終了した」と判断します。すると、小腸から胃の動きをストップさせるホルモンが出て、消化活動を停止するよう指令が出されます。しかし、胃の中には未消化の炭水化物が残っているため、消化活動停止の司令が出ているにもかかわらず、胃は胃液を出して消化に励みます。休息すべき時間を返上して働き続けた胃は疲弊。さらに、胃内の食べ物を小腸に送る一方、ホルモンの働きにより胃と食道の境目の筋肉がゆるめられ、長時間の消化活動で大量に分泌された胃液が食道へと逆流。このようにして起こるのが逆流性食道炎です。

逆流性食道炎は、便秘や吸収前の食べ物で腸が張っているときにも、胃が腸から圧迫されて胃液が食道へと逆流して起こりやすくなります。こうしたことは消化器官に限ったことではなく、体はどこかで問題が起こると、連携が乱れてあちこちに問題が広がるのです。

未消化の炭水化物のせいで、こんなにもたくさんの問題が自分の体の中で起こっているとわかれば、なんとかせねば！　と思いますよね。

炭水化物は魔性の栄養素。摂り方を間違えると、さまざまな悪影響があります。

消化にかかる負担が高いのはもちろん、高血糖になることも腸活における大敵です。次のページからは、炭水化物の正しい摂り方を解説しましょう。

2 実践

炭水化物より、たんぱく質ファースト！

炭水化物の摂り方について、大事な結論をお伝えしておきます。**炭水化物より、たんぱく質のほうが大事。だから、たんぱく質ファーストが正解！**

人（成人）の体は水分が60％、脂質が15〜20％、たんぱく質が16〜18％で、水分を除くと、残りの半分弱がたんぱく質でできています。

糖質（炭水化物から消化吸収されない食物繊維を除いたもの）はというと、わずか0.5％ほど。つまり、体を構成する割合から見ると、糖質はほとんど必要としないものといえます。

とはいえ、昨今の糖質制限ブームを見ていると、それを健康的に継続できている人はごくわずか。挫折して体調を崩したり、我慢しきれず食べすぎてリバウンドする人が続出しています。極端な糖質制限が逆効果なのは明白です。

ではいったい、糖質はどれくらい摂ればいいのでしょう？

厚生労働省が発表している「日本人の食事摂取基準2020年版」では、**糖質の最低必要量は、1日あたり約100g。茶碗1杯150gのごはんの糖質量は53・4gですから、1日に茶碗2杯のごはんで最低量が満たされる**ということになります。

これを最低量として覚えておけば、極端に不足することはありませんし、摂りすぎることもありません。あとは、それぞれの活動量に合わせて調整してみてください。茶碗2杯ではお腹が減って集中力が低下するなら、茶碗1杯分をプラスしてみて、体の調子がどうなるかを試してみましょう。調子がよくなったら、それが自分にとってのごはんの適量ということです。とにかく、我慢のしすぎは禁物です。節制ばかりではストレスが溜まって体に悪い。食べることも楽しいほうが元気が出るというものです。

知らずに摂りすぎるのを防ぐために、主な食べ物の糖質量を紹介しておきます。食べ物への意識を高めることは、食事改善の第一歩。知っておくことで糖質量を自然にコントロールできるようになり、それは食欲のコントロール、高血糖の予防、そして、腸漏れの改善にもつながります。

おこう

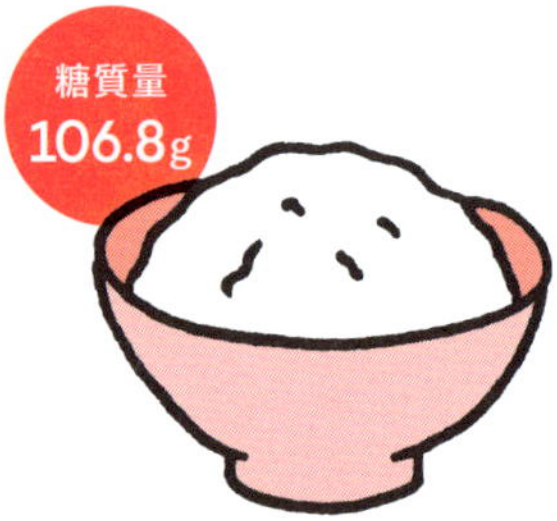
糖質量
106.8g

ごはん どんぶり盛り300g

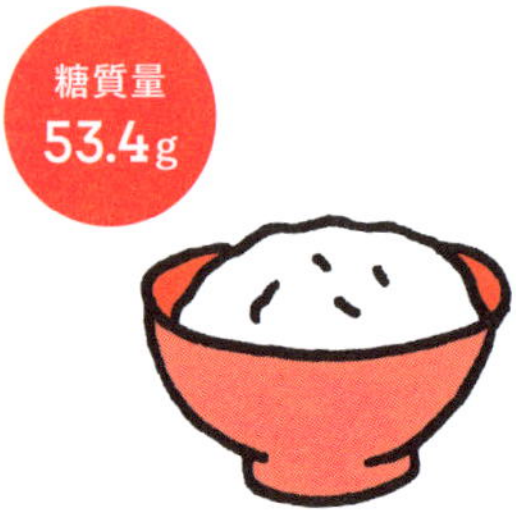
糖質量
53.4g

ごはん 茶碗普通盛り150g

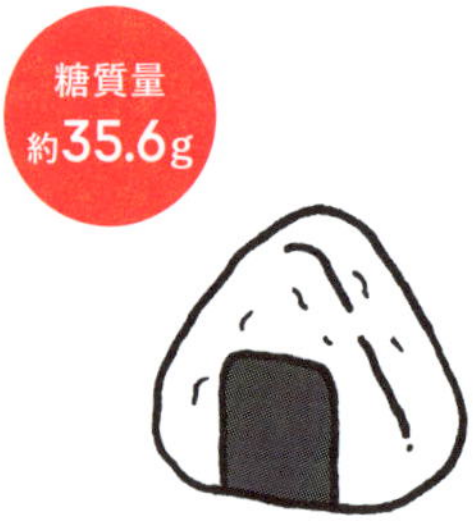
糖質量
約35.6g

おにぎり 普通サイズ1個100g

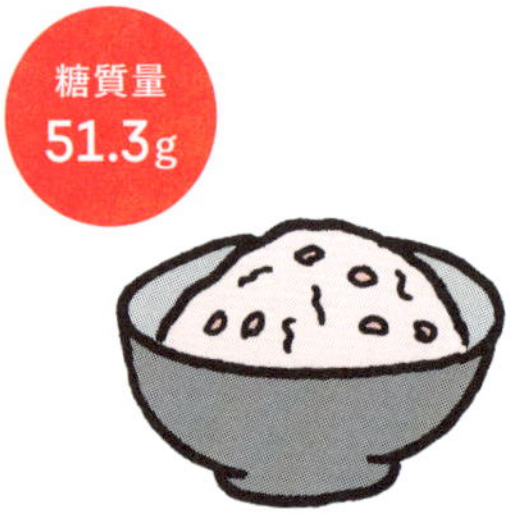
糖質量
51.3g

玄米ごはん 茶碗普通盛り150g

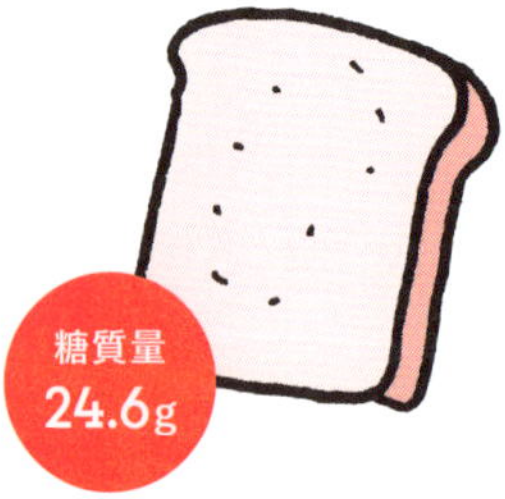
糖質量
24.6g

全粒粉パン 6枚切り1枚60g

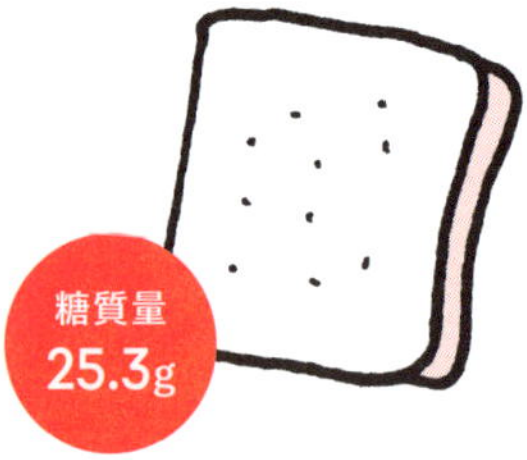
糖質量
25.3g

食パン 6枚切り1枚60g

『日本食品標準成分表（八訂）増補』
をもとに計算

主食の**糖質量**を知って

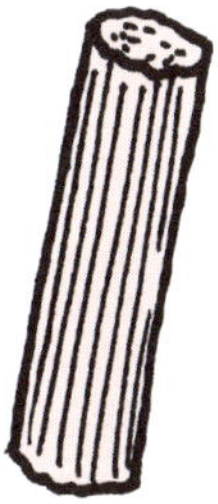

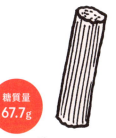

糖質量
67.7g

スパゲッティ 乾麺100g

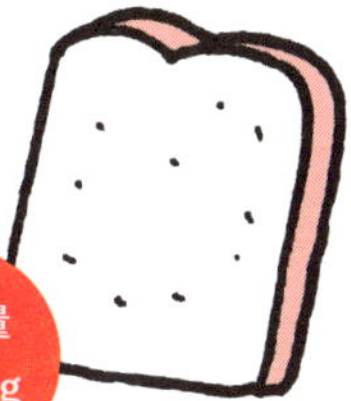

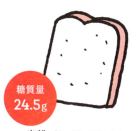

糖質量
24.5g

米粉パン 6枚切り1枚60g

糖質量
50.7g

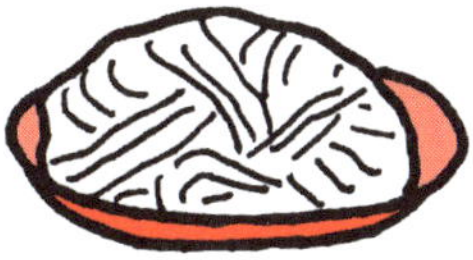

ゆでうどん 1玉250g

糖質量
46.2g

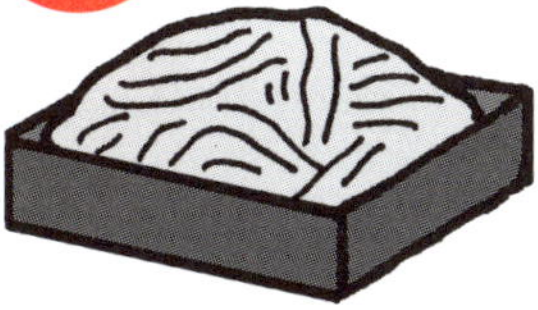

ゆでそば 1玉200g

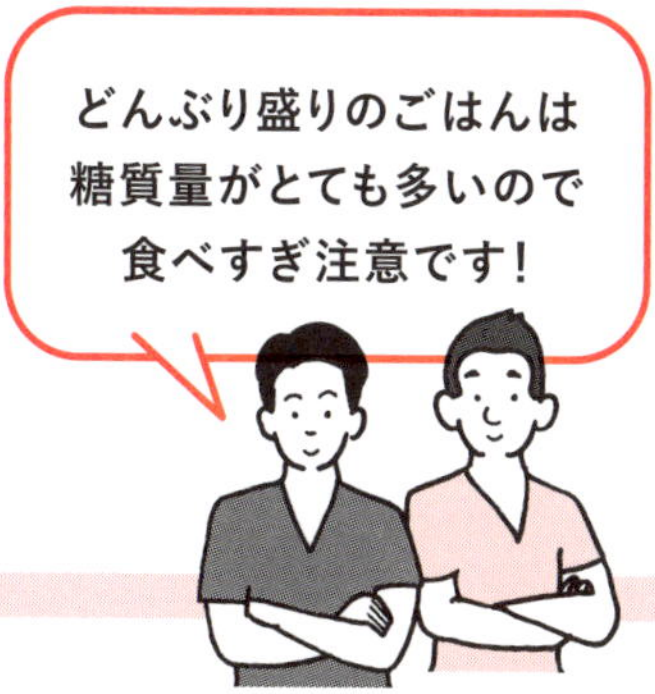
どんぶり盛りのごはんは
糖質量がとても多いので
食べすぎ注意です！

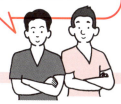

糖質量
39.6g

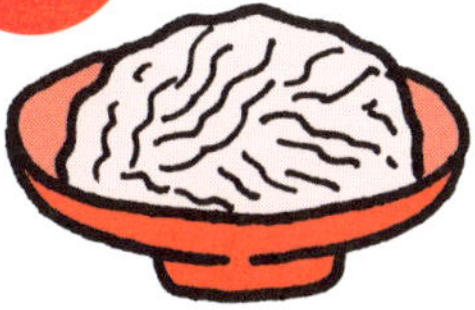

ゆで中華麺 1玉150g

Talk Room

腸漏れ対策的、炭水化物の摂り方「私たちは〝冷やごはん派〟です」

Dr.秋山

炭水化物の摂りすぎや高血糖が腸漏れの原因になることがわかったら、まずは食べすぎないように意識することが大切です。ほかにも炭水化物の摂り方で工夫できることといえば……。

Dr.平島

冷やごはんですね！　実は、私も秋山先生も、温かいごはんは食べません。

Dr.秋山

ごはんは冷ましたほうが血糖値が上がりにくくなります。だから、腸漏れ対策にぴったりなんですよね。

Dr.平島

詳しく説明すると、ごはんや麺などを冷ますと「レジスタントスターチ」という成分が格段に増えます。「レジスタント」は抵抗力、ここでは消化が遅いという

☑ レジスタントスターチの効果

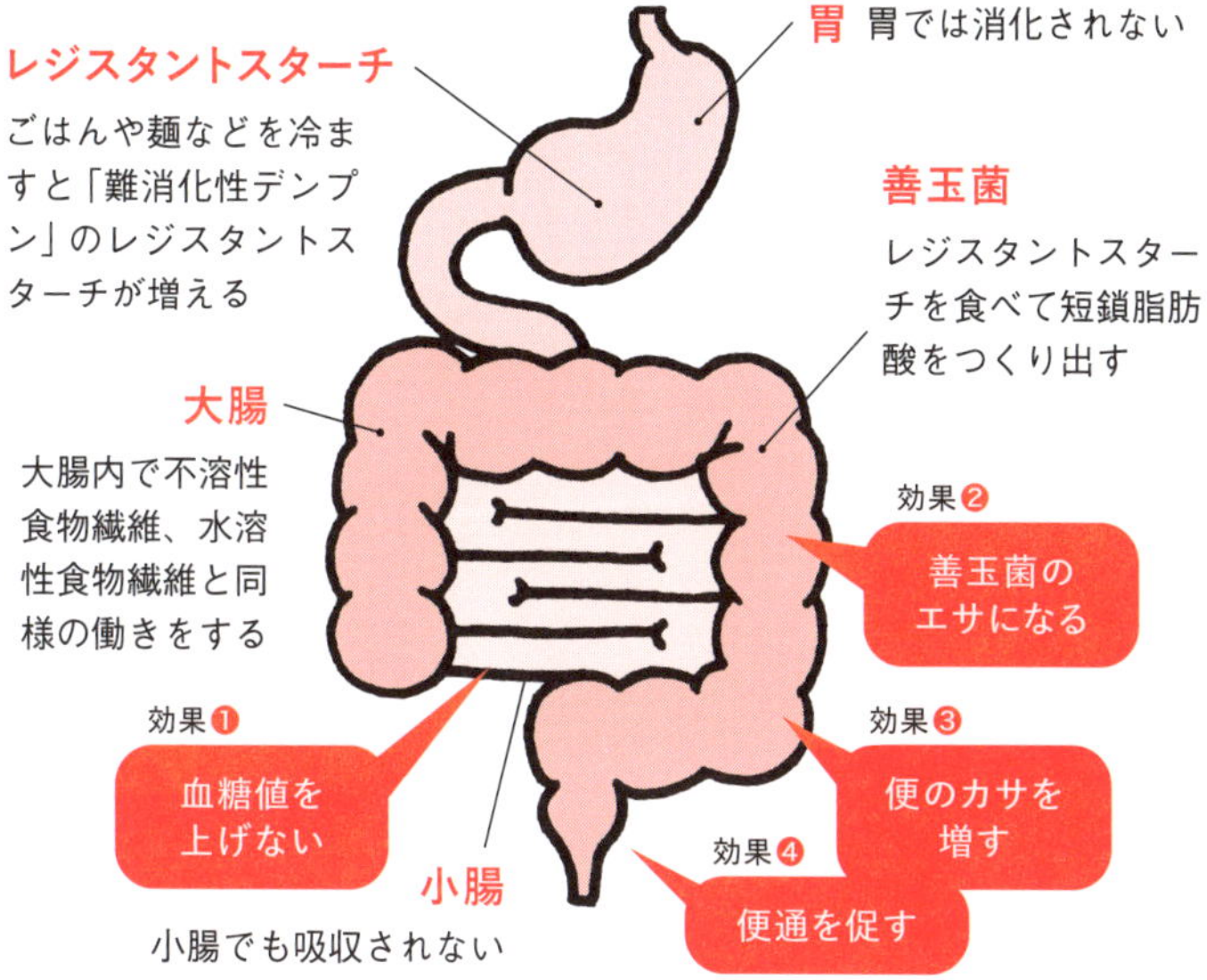
胃 胃では消化されない
レジスタントスターチ
ごはんや麺などを冷ますと「難消化性デンプン」のレジスタントスターチが増える
善玉菌
レジスタントスターチを食べて短鎖脂肪酸をつくり出す
大腸
大腸内で不溶性食物繊維、水溶性食物繊維と同様の働きをする
効果❷
善玉菌のエサになる
効果❶
血糖値を上げない
効果❸
便のカサを増す
効果❹
便通を促す
小腸
小腸でも吸収されない

意味です。そして「スターチ」はデンプン。つまり、レジスタントスターチは、消化されにくいデンプン。「難消化性《なんしょうかせい》デンプン」のことです。

レジスタントスターチは糖質の一種でありながら不溶性食物繊維と水溶性食物繊維の両方の特徴を持っていて、胃や小腸では消化・吸収されずに大腸まで運ばれます。そして、善玉菌のエサになり、便のカサを増し、便通を促すというすごいヤツなんです！

レジスタントスターチを食べた善玉菌は短鎖脂肪酸（酪酸）をつくり出すということもわかっています。血糖値が上がりにくいうえに腸漏れ対策にもいい。だから、我々は〝冷やごはん派〟です。

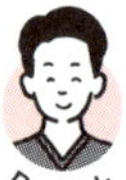

Dr.秋山

72ページで、未消化の炭水化物が腸漏れの原因になるという話をしましたから、矛盾していると思った人もいるでしょうね。もう少しわかりやすく説明すると、**ごはんは冷ますことで、炭水化物のかたまりではなく食物繊維の宝庫になるというイメージ**です。だから、冷やごはんなら、未消化の炭水化物が胃内に留まるということはありません。食物繊維を摂っていることになるわけですから、血糖値の急上昇も防げます。

Dr.平島

冷やごはんは腹持ちがいいと感じますよね。同じ量のごはんだけを食べた場合、温かいごはんは血糖値が急上昇し、すぐにお腹が減ってしまい、おかわりをしたくなります。でも、冷やごはんは食物繊維と同様の働きがあるレジスタントスターチを含むので、血糖値が急上昇することなく、炭水化物がゆっくり吸収されます。その証拠に、お昼にコンビニで買ったおにぎりを温めず、冷めた状態で食べると午後はお腹が空きにくいですし、急激な眠気に襲われることもないんです。**ごはんや麺類をたくさん食べなくても、適量で満足感が得られるのも冷やごはんの大きなメリット**です。

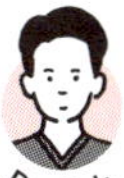

Dr.秋山

血糖値は急上昇すると、その反動で急降下して、お腹が急激に減ったと感じたり、強烈な眠気に襲われることもあります。血糖値の乱高下は仕事にも影響しますが、冷やごはんならその心配もありません。それに冷めたおにぎりはモッチリしていておいしいですよね。

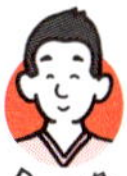

Dr.平島

私たちのクリニックのスタッフは、お昼に冷めた焼き芋を食べて調子がいいみたいですよ。注意していただきたいのは、炭水化物を冷やすのではなく、あくまで「自然に冷ます」こと。冷たいものをたくさん食べると胃腸が冷えて働きが悪くなるので、常温で食べるぐらいの感覚で実践するのがいいと思います。

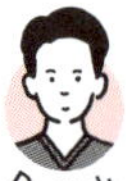

糖質は賢く摂ることが大切です。極端に控えるとがんや心臓病のリスクが上がったという研究データもありますから、ダイエットをする場合も、ごはんなら夕食を除いて朝と昼は茶碗半分は摂っていただきたいです。普段は**茶碗1杯ぐらいを目安に、必ずおかずと一緒に食べるのも鉄則**ですね。

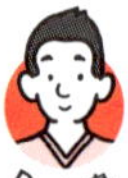

あと、避けたいのは食後すぐに寝ること。食後15～20分で血糖値は上がるわけです。そのタイミングに寝てしまっていたら、血液中の糖は活動のエネルギーとして使われることなく高血糖状態が続き、最終的に体脂肪に変換されてしまいます。昼寝はもちろん、夜も食後すぐに寝るのはNG。**食後2～3時間は寝ないのが鉄則**です。

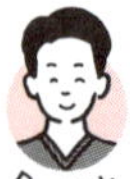

だからといって、睡眠時間を削るのもダメです。睡眠時間が短いと、インスリンの分泌反応が鈍って血糖値が上がりやすくなります。もし、夜遅くに食べてすぐ

に寝たいときは、炭水化物を抜いて、たんぱく質だけを摂って寝ちゃうのがいいです。冷や奴や温奴だけを食べて寝ちゃえばOK。

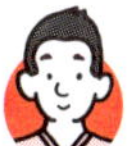

Dr.平島

食後の血糖値が上がるタイミングに運動をするのもおすすめです。たとえば、掃除や片づけをするなど、家事をするだけでも十分!

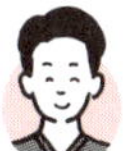

Dr.秋山

私は夕食後にお風呂に入ります。お風呂ってけっこうエネルギーを使うのでちょうどいいんです。でも、お湯が熱すぎると交感神経が活性化して血糖値が上がるので、38~40℃くらいのぬるめの温度がちょうどいいですね。

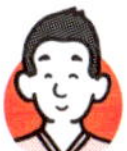

Dr.平島

そうやって自分流の血糖値コントロール術を見つけるのが一番いい。我慢には限界があります。数々のダイエットを試して挫折してきた私が言うんだから、間違いありません。**大事なのはインスリンを節約する体にすること**。そのためには、急に血糖値を上げない食習慣や生活習慣を身につければいいということです。

3 実践

食物繊維はバランスよく、いろいろな食品で摂ると効果が高まる

2020年のがん罹患数の1位は大腸がんでした。その原因のひとつと考えられているのが、食物繊維不足です。厚生労働省の「日本人の食事摂取基準（2020年版）」では、食物繊維の1日の摂取目標量は18～64歳で女性18g以上、男性21g以上とされています。しかし、「令和元年（2019年）国民健康・栄養調査」の結果によると、目標量に達していたのは60歳以上の女性と70歳以上の男性だけでした（次ページのグラフ参照）。今の日本人の食生活では、食物繊維は摂るのが難しい栄養素のひとつといえるでしょう。

食物繊維は私たちの体にとってエネルギー源でも体をつくる材料でもありませんが、腸内細菌、特に善玉菌のエサとして必須です。善玉菌は腸漏れを改善し、たんぱく質の吸収をよくしてくれるのはもちろん、心と体にとって重要な働きをしています。元気に働いてもらうためにも、エサとなる食物繊維を十分摂ることを意識しましょう。

日本人の年代別食物繊維摂取量

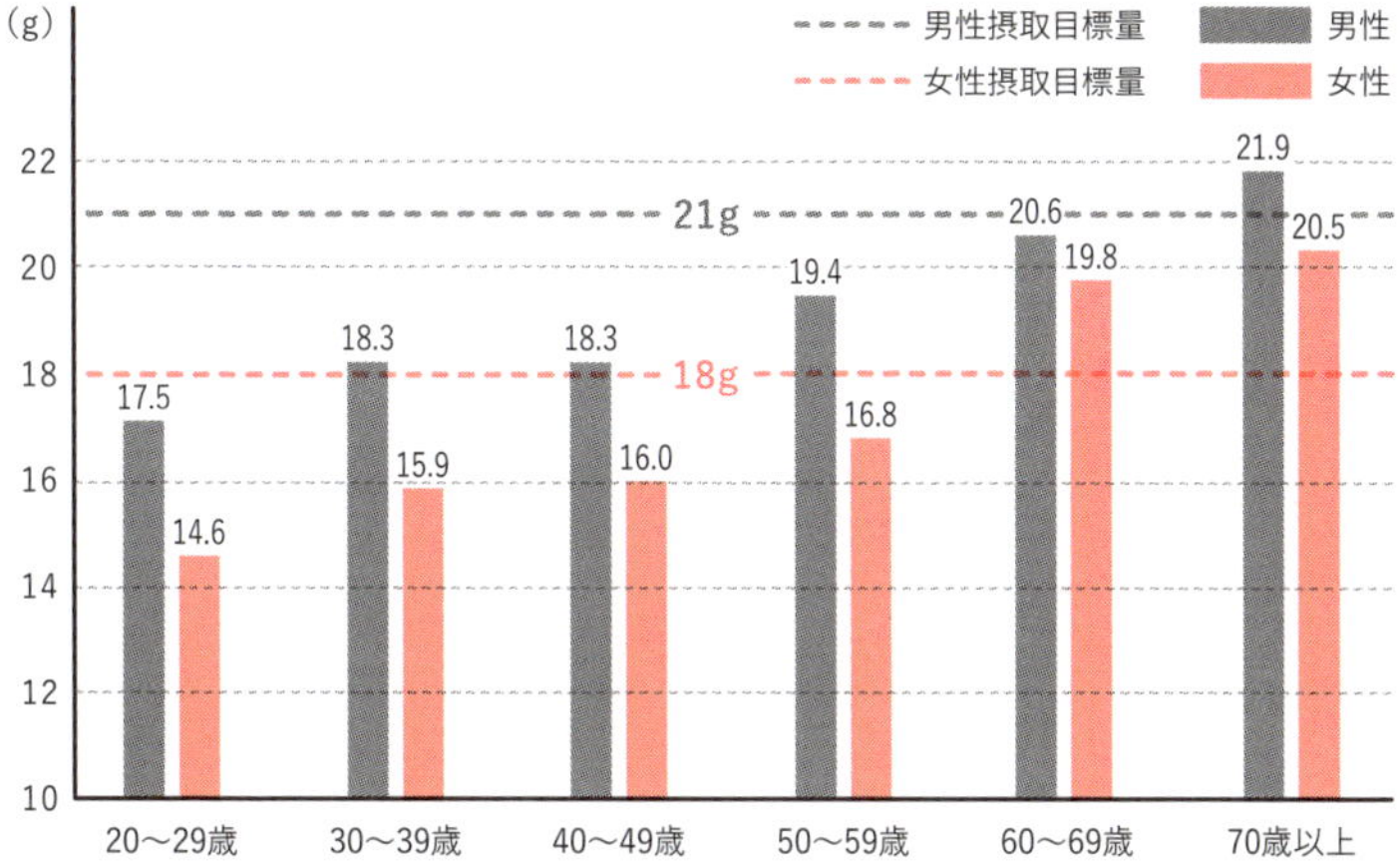

参考：令和元年国民健康・栄養調査結果の概要

食物繊維を上手に摂るコツは、水溶性食物繊維と不溶性食物繊維をバランスよく摂り入れることです。

理想的なバランスは、「水溶性食物繊維：不溶性食物繊維＝1：2」ですが、多くの人に不足しているのが水溶性食物繊維です。そこで**積極的に摂りたいのは、納豆や海藻など、水溶性食物繊維を多く含む食品**です。

とはいえ、日々の食事で食物繊維のバランスを考えながら食べるのは難しいものです。92ページに食物繊維の理想的なバランスに近い食品、94ページに水溶性食物繊維が多い食品、不溶性食物繊維が多い食品をピックアップしました。それを見て、不溶性食物繊維をよく食べていると感じたら、水溶性食物繊維を増やしてみる。全般的に摂れていないと感じたら、まずは理想的なバランスのものを中心に食べる。そんなふうにお通じの調子なども見ながら調整していくといいでしょう。

ちなみに、食物繊維を多く摂ろうとして、白米から玄米ごはんに一気に切り替えて便秘になる人も珍しくありません。玄米には不溶性食物繊維が多く含まれています。不溶性食物繊維だけを急激に増やすと、便がカチコチになって便秘になりやすいのです。

特に主食は食べる頻度が高いため、受ける影響も大きくなります。玄米を取り入れるなら、まずは1日のうち1食だけを玄米にしてみて、お腹の調子やお通じの様子を観察してみてください。体にとって急激な変化はストレスになったり不調の原因になることもありますし、個人差もあります。食物繊維に限ったことではありませんが、食べ物の特徴を把握して、自分に合う摂り方を見つけることも大切です。

食物繊維の摂り方でもうひとつ意識したいのが、同じものばかりではなく、いろいろな食品で摂ることです。

腸内細菌が食物繊維を食べてエネルギーにすることを「発酵《はっこう》」と呼んでいます。腸内で発酵が起これば起こるほど、腸内細菌はエネルギーを生み出して活性化します。これは腸内環境にとってとてもよいことです。

腸内細菌によって食物繊維が発酵するまでの時間は異なります。またエサとなる食品によっても異なるため、ひとつの食品ではひとつのタイミングでしか発酵しませんが、いろいろな種類の食品を摂れば、発酵のタイミングが増えます。つまり、腸内細菌、特に善玉菌が元気に活動する時間が増えるのです。

1日3食だとして、毎食で実践するのは大変ですが、朝と夜に食物繊維をしっかり摂れば、発酵が持続し、腸内細菌は24時間働いて、腸内環境は間違いなくよくなるでしょう。こんな好循環が生まれたら、腸漏れの対策も万全です。

よく含まれる食品

水溶性 3.2g
不溶性 6.2g

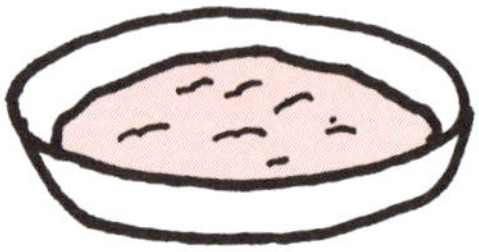

乾燥オートミール（100g）

水溶性 1.1g
不溶性 2.2g

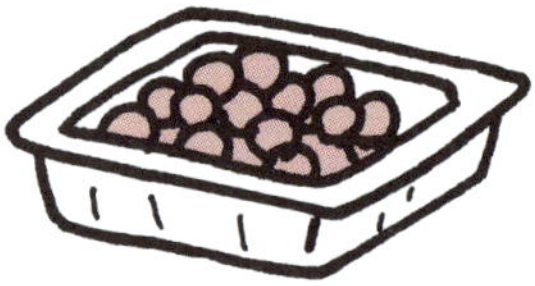

納豆（1パック・50g）

水溶性 0.4g
不溶性 1.0g

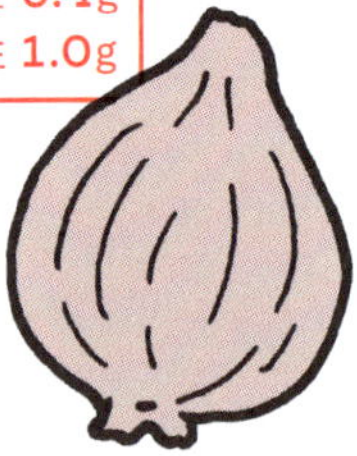

玉ねぎ（1/2個・100g）

水溶性 0.3g
不溶性 0.7g

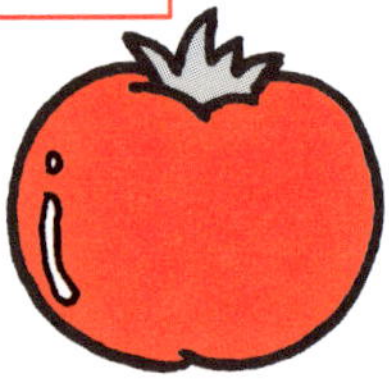

トマト（1個・100g）

水溶性 0.8g
不溶性 1.9g

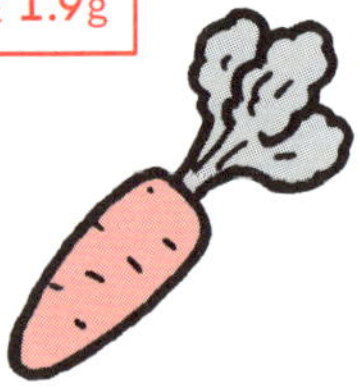

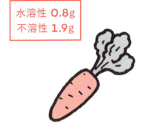

にんじん（100g）

水溶性 0.5g
不溶性 0.9g

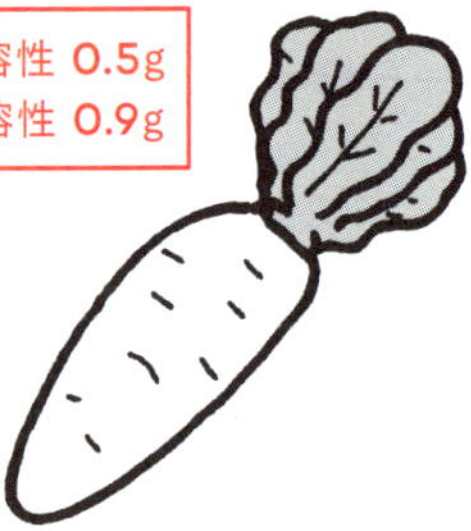

大根（100g）

『日本食品標準成分表（八訂）増補』
をもとに計算

食物繊維がバランス

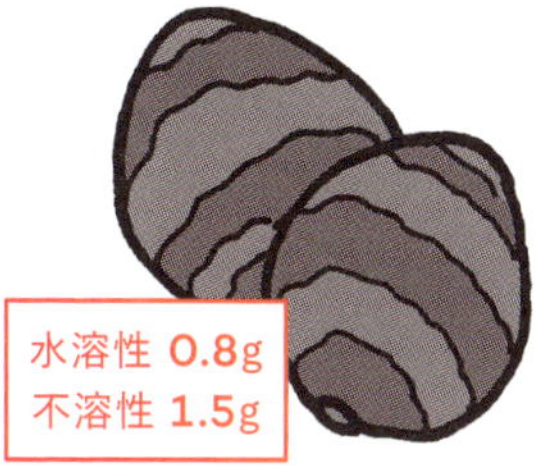
水溶性 0.8g
不溶性 1.5g

里芋（100g）

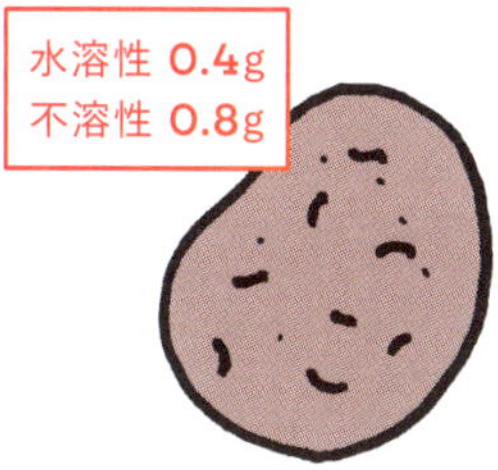

じゃがいも（1個・100g）

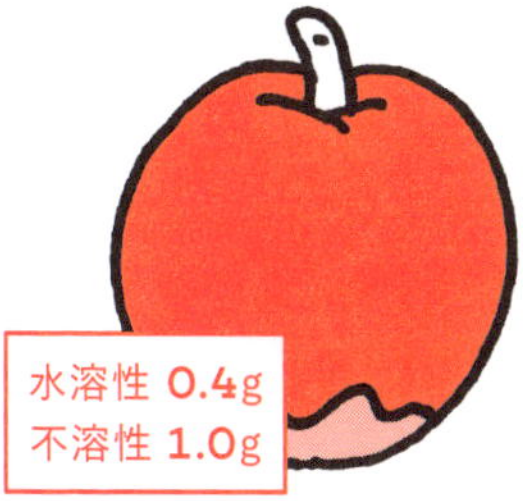
水溶性 0.4g
不溶性 1.0g

りんご（100g）

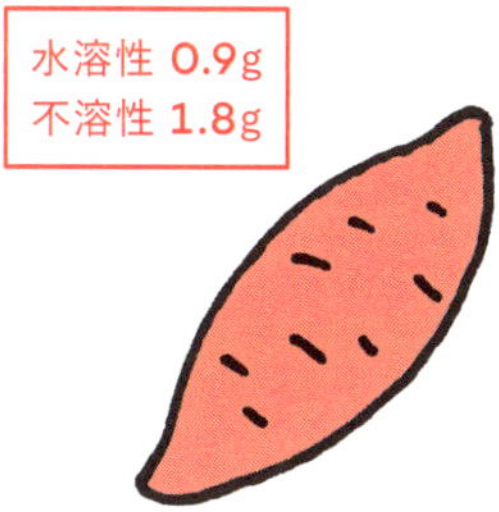

さつまいも（100g）

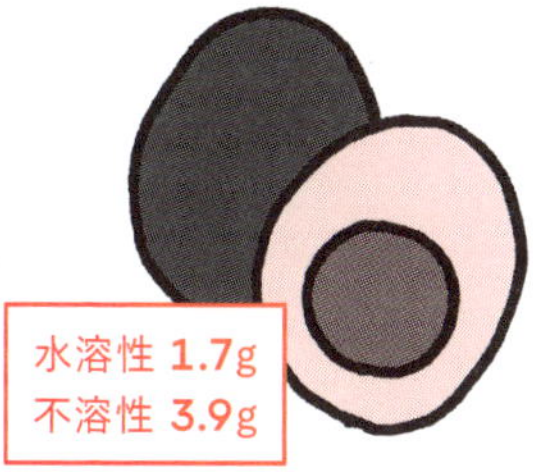

アボカド（100g）

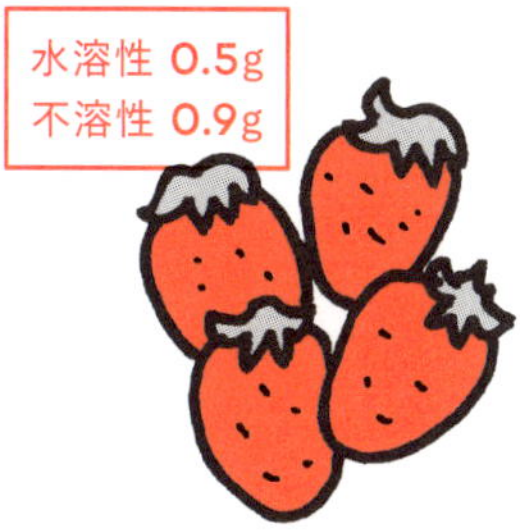
水溶性 0.5g
不溶性 0.9g

いちご（100g）

水溶性食物繊維が多い食品

ごぼう(100g)	水溶性2.3g、不溶性3.4g
みかん(1個・100g)	水溶性0.5g、不溶性0.5g
乾燥押麦(100g)	水溶性6.3g、不溶性4.0g

※海藻類には、ぬめり成分のフコイダンなどの水溶性食物繊維が多く含まれています
(ただし、水溶性と不溶性の分別が難しいため、それぞれの含有量は不明)

不溶性食物繊維が多い食品

玄米ごはん(茶碗1杯・150g)	水溶性0.3g、不溶性1.8g
乾燥大豆(100g)	水溶性1.5g、不溶性16.4g
枝豆(100g)	水溶性0.4g、不溶性4.6g
生しいたけ(100g)	水溶性0.4g、不溶性4.1g
えのき(100g)	水溶性0.4g、不溶性3.5g
とうもろこし(100g)	水溶性0.3g、不溶性2.7g
かぼちゃ(100g)	水溶性0.9g、不溶性2.6g
ブロッコリー(100g)	水溶性0.9g、不溶性4.3g

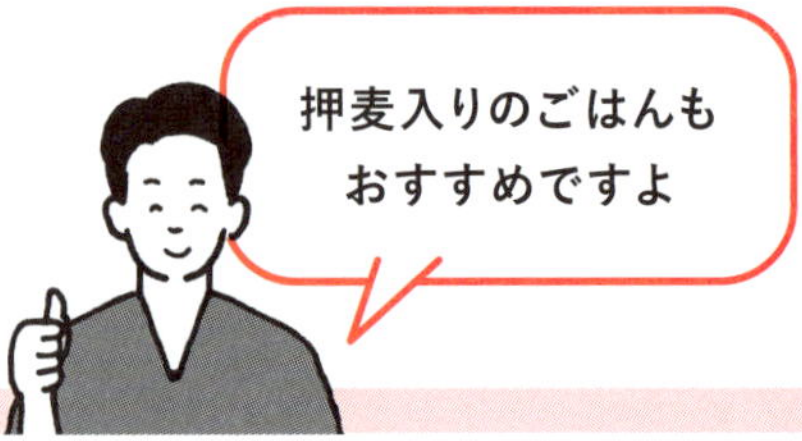

『日本食品標準成分表(八訂)増補』
をもとに計算

納豆＆卵で
たんぱく質もしっかり！

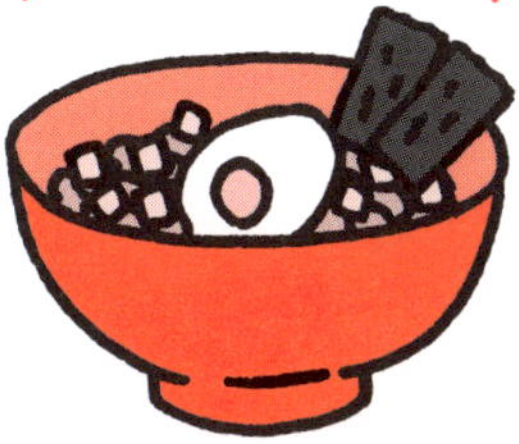

アボカド納豆丼

アボカド＋納豆＋温泉卵＋海苔

根菜たっぷり
食べ応えも抜群

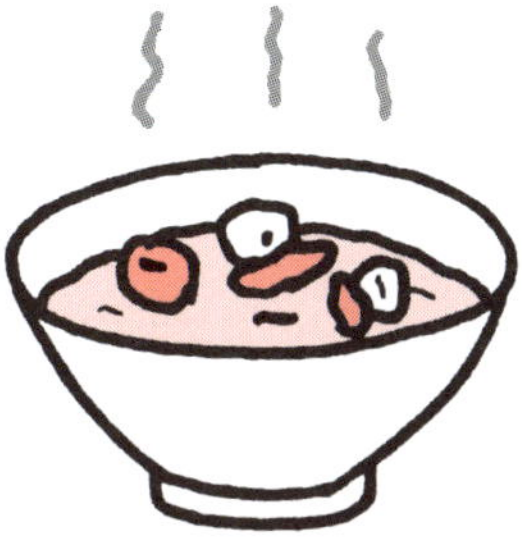

豚汁

豚肉＋にんじん＋大根＋ごぼう＋味噌

食物繊維をバランスよく摂れる おすすめメニュー

オリーブオイル＆
塩だけで美味！

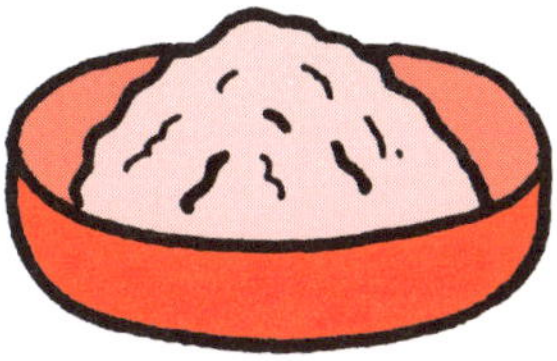

ツナポテトサラダ

じゃがいも＋玉ねぎ＋ツナ

ほかの野菜を
入れてもOK！

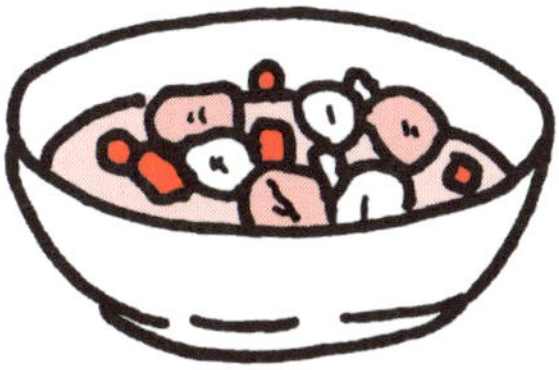

チキンミネストローネ

鶏肉＋じゃがいも＋玉ねぎ＋トマト

4 実践

腸にベッタリ張りつく小麦グルテンを5日間断ってみる

たんぱく質は大事、そして、たんぱく質をしっかり吸収できる腸をつくろうというお話をしていますが、実は、たんぱく質の中にはできるだけ摂らないほうがいいものがあります。それが小麦粉に含まれる小麦グルテンです。

小麦グルテンは、小麦粉に含まれるグルテニンとグリアジンという2種類のたんぱく質が絡みあってできる網目状の成分のことです。パンやうどんなどを作る際、小麦粉に水を加えてこねると手にベッタリと張りつき、なかなか取れなかったという経験がある人もいるのではないでしょうか。この粘りと弾力を生み出しているのが小麦グルテン。パンをふっくらさせたり、麺がもっちりしたりするのは、小麦グルテンのおかげです。

しかし、小麦グルテンの粘りと弾力がかなりの曲者。グルテンの「glue《グルー》」は、ラテン語・英語で「のり」という意味です。一度にたくさんの小麦グルテンを摂取すると、胃で消化しても粘りが残り続け、その名のとおり、**のりのように腸内にベタベタと張りつきます。それが腸内に長く留まり、腸内環境を悪くして腸漏れの原因となる**のです。

また、乳製品における「乳糖不耐症《にゅうとうふたいしょう》」と同様に、**小麦粉にも「小麦グルテン不耐症」があります**。小麦グルテン不耐症の人がパンやうどんなどを食べると、小麦グルテンを消化することができず、お腹の調子が悪くなります。

小麦粉を摂るとお腹の調子が悪くなったり、頭痛、疲労感、集中力低下、肌荒れなどを引き起こすことがあるなら、体が小麦グルテンによって悪影響を受けている証。腸内で炎症が起こり、腸漏れが起こっている可能性が高いといえます。

しかも、**小麦グルテンは依存性が高い成分**です。喫煙者がなかなかタバコをやめられないのと同じで、パンやピザを長年食べ続けている人は、体が小麦グルテンを欲するようになり、なかなかやめることができなくなります。これも、腸漏れを悪化させる大きな要因です。

この小麦グルテンを摂らないようにするのが「グルテンフリー」という食事法です。小麦粉食品の摂取を制限することで小麦グルテンを除去したり、控えたりする食事法で、世界的なテニスプレイヤーのノバク・ジョコビッチ選手が実践し、圧倒的な好成績を残したことで広く知られるようになりました。

ジョコビッチ選手の実家はピザ屋だったので、幼いころから毎日のようにピザを食べていたそうです。ピザの生地は小麦粉でできていますから、何年も小麦グルテンを摂り続けていたことになります。ジョコビッチ選手は、誰にも負けないほどテニスの練習に励みましたが、体調不良がつきまとい成績が安定しませんでした。そこで、医師からすすめられたグルテンフリーを実践したところ、みるみる体調がよくなり、集中力も格段に上がり、数々のグランドスラム大会で優勝を収めるようになりました。ジョコビッチ選手の不調は小麦グルテン不耐症によるものだったのです。

「小麦グルテン不耐症」かどうかは、遅延型フードアレルギー検査をすればある程度はわかりますが、少量ではアレルギーが発症しないケースや年月が経ってから発症するケースも珍しくありません。そのため、不調があっても、その原因が小麦グルテンにあるとは気づきにくいのです。

そこで**おすすめしたいのが「5日間小麦粉断ち」**です。たとえば毎日パンやパスタ、うどんなどを食べているなら、**5日間やめてみたらどうなるかを体感してみてください。**調子がよくなったら大成功！　そのまま継続することができれば、腸漏れ改善は大前進です。

ちなみに、内視鏡検査では、腸内に小麦グルテンがベッタリと張りついた様子を数え切れないくらい見ています。私たちはこのような腸を「ベッタリ腸」と呼んでいます。たとえ、小麦グルテン不耐症ではなかったとしても、「ベッタリ腸」が腸に悪影響を及ぼすのは間違いありません。だから、私たちはもう何年もパンを食べていません。

しかし、パンが好きな人にとっては、パンを食べてはいけないと言われるのはつらいことだと思います。絶対に食べてはいけないとなれば、ストレスが溜まって心身に悪影響を及ぼす可能性もあります。まずは常食をやめて週1回などルールを決めて食べるようにしてみてはいかがでしょう。小麦粉を使ったパンをやめて米粉パンを食べるのもいいアイデアです。少しずつでも食べる機会、量を減らせば、きっと心と体には少しずつ変化が訪れるはずです。

5 実践

ヨーグルトで腸活は、もう古い！

健康のために毎日ヨーグルトを食べているという人はとても多いようです。スーパー、コンビニにはさまざまなタイプのヨーグルトが並び、パッケージに「生きた乳酸菌を腸に届ける」「○○菌が～」「○○株が～」などと書かれていると、なんとなく体によさそうという気がしてきますよね。

たしかに、かつては「生きた乳酸菌を腸に届けるヨーグルトは腸活にいい」と考えられていました。

しかし、ぶっちゃけ、ヨーグルトで腸ケアは、もう古い！　その理由のひとつが、ヨーグルトに含まれる乳酸菌の数です。

皆さんは、腸内細菌は生きて腸内に棲んでいることを知っているでしょう。そのため、「腸内細菌を増やすためには生きている菌を摂ったほうがいい」「生きて腸に届く菌がいい」

と思い込んでいませんか？

人間の腸内には約１００兆個の細菌が棲んでいます。しかし、２００mLのヨーグルトを食べたとしても、乳酸菌は20億個ほどしか摂れません。ヨーグルトに含まれる乳酸菌は、法律で「１mLあたり１０００万個以上」と定められているので、おおむねそのくらいの数です。１００兆個もある腸内細菌からすると20億個は微々たるもの。あまりにも少なすぎます。もちろん、生きている乳酸菌を摂ること自体は悪いことではありません。しかし、ヨーグルトで摂取できる数は少なく、腸内細菌を増やすという意味では効率が悪いのです。

腸内にいる乳酸菌（善玉菌）はエサを食べ、何日かかけて増殖し、寿命を迎えると死んでいきます。ヨーグルトで摂り入れる菌＋腸内で増殖する菌の数より、死んでいく菌のほうが多ければ、腸内細菌は減っていきます。**ヨーグルトに含まれる乳酸菌を足したところで、腸内細菌が減るのを食い止めることはできません**。

だから私たちが提案するのは、**今自分の腸にいる腸内細菌を育てて増やすこと**です。

ここで、腸活のトレンドを振り返ってみましょう。腸活のトレンドは、さまざまな研究結果の積み重ねによって更新されてきました。始まりは、生きた善玉菌を摂るために発酵食品を摂りましょうという「プロバイオティクス」。その次に提唱されたのが、腸内の生きた善玉菌を育てるために、食物繊維やオリゴ糖を摂りましょうという「プレバイオティクス」。続いて、プロバイオティクスとプレバイオティクスを組み合わせた「シンバイオティクス」が登場。

腸活の歴史を振り返ると、善玉菌をより効率よく増やす方法が追究され続けていることがわかります。そして、「生きた善玉菌を摂り入れる」というのは、最初期のトレンドだということもわかります。

腸活の最新トレンドは、「ポストバイオティクス」と呼ばれるものです。簡単に言うと「生きていても死んでいてもいいから、乳酸菌をとにかくたくさん摂ることで健康効果を得られる」という考え方で、それをもとに私たちが実践しているのが「乳酸菌を1日1兆個摂取」です。

なぜ、乳酸菌は生きていても死んでいてもいいのか？　気になりますよね。その理由は次の2点です。

❶菌の生死に関係なく、乳酸菌やビフィズス菌の菌体成分（菌を構成するたんぱく質や

核酸《かくさん》など）が多くの健康効果を発揮する

❷腸内の乳酸菌やビフィズス菌が食物繊維やオリゴ糖、死んだ乳酸菌をエサにしてつくり出す短鎖脂肪酸（酪酸）などの物質が、多くの健康効果を発揮する

つまり、**摂り入れる菌（主に乳酸菌）は、生きていようが死んでいようが多ければ多いほどいい。自前の腸内細菌に十分なエサを与えて育て、増殖させたほうがいい**のです。

私たちが提案する「今自分の腸にいる腸内細菌を育てて増やす」というのは、このポストバイオティクスの考えに基づいています。

だから、私たちが考える**理想の乳酸菌量は1日1兆個。1カ月で30兆個**。もし、ヨーグルトでこの量を摂るとしたら、毎日200mLのヨーグルトを500個も食べなくてはならず、現実的に不可能です。そこで、活用したいのが乳酸菌のサプリメントです。乳酸菌のサプリメントについては106ページで解説していますが、その前にヨーグルトをはじめとする乳製品と腸漏れについての大事な話をしておきましょう。

6 実践

腸漏れの原因になる乳製品を一度やめてみる

私たちが、ヨーグルトをおすすめしない理由がもうひとつあります。実は、**日本人の約9割は乳製品をうまく消化できない「乳糖不耐症」**だといわれています。つまり、乳製品と日本人の腸は相性がよくないのです。

乳糖不耐症とは、消化酵素のラクターゼの不足や、働きが弱く、乳製品に含まれる乳糖を消化できない状態のことです。乳製品を摂ることで下痢や腹部の痛みを起こすこともありますが、少量では症状が出ないケースもあります。

乳製品に含まれるカゼインも腸にとっては厄介な成分です。カゼインはたんぱく質ですが、人間の胃では消化されず、そのまま腸までやってきます。**未消化のカゼインが腸内の細胞の炎症を引き起こし、腸漏れの原因になる可能性があります。**

それなのに、ヨーグルトなどの乳製品を摂るようになって、お通じがよくなったという話をよく耳にします。これは、実は便通がよくなったのではなく、乳糖不耐症によって少しお腹を壊しているだけの可能性が高いのです。

また、乳製品は遅延型フードアレルギーの原因になることが珍しくありません。遅延型フードアレルギーは、原因となる食品を摂取してから数時間から数日後に症状が出るケースが多いため、原因がわかりづらく、発症すると、体中に炎症が起こり、さまざまな不調を引き起こします。腸内の細胞も炎症を起こし、腸漏れの可能性が高まります。

さらに、乳製品の脂肪には大量のホルモンが含まれており、過剰摂取によってがんが発生する可能性が指摘されています。

もし、牛乳、ヨーグルト、チーズなどの乳製品を毎日のように摂っているなら、一度摂るのをやめてみて、自分の体がどう変化するかを感じてみてください。

「お通じは毎日じゃなくなったけれど肌の調子がよくなった」「疲れにくくなった」「胃もたれしなくなった」「集中力が上がった」「体脂肪が減った」など、何かよい変化があったら、それはあなたに乳製品が合っていない証拠。乳製品の摂取をできるだけ控えることをおすすめします。

7 実践

選ぶべきは乳酸菌を1日1兆個摂れるサプリ

腸漏れ対策において、善玉菌の主役である乳酸菌が重要であることは確かです。でも、ヨーグルトに含まれている生きた菌では数が少ないため効果が薄く、腸漏れのリスクもある……。「乳酸菌はいったいどうやって摂ればいいのですか?」と、よく聞かれます。

そこでおすすめしたいのがサプリメントです。100ページで解説したとおり、**摂取する乳酸菌の数は多ければ多いほどいい。理想は1日1兆個、1カ月で30兆個!** これだけの数を摂るためにはサプリメントを活用するしかなく、私たちのクリニックでも独自に開発した乳酸菌サプリメントをおすすめしています。

ドラッグストアに行くと、乳酸菌やビール酵母入りのサプリメントや整腸剤が驚くほどたくさん並んでいて、どれがいいのかわからなくなってしまいます。中には、腸漏れ対策としては効果があまり期待できないものもあるので、選び方のポイント、飲む際のポイントをまとめておきます。

まずは、市販のサプリメントや整腸剤によく含まれている内容をまとめたので確認しましょう。

・乳酸菌・ビフィズス菌
腸内の善玉菌を増やすための基本。腸の働きの多くを支える

・酪酸菌
酪酸菌が産生する短鎖脂肪酸（酪酸）が腸のぜん動運動を促進。腸内を弱酸性にして悪玉菌を減らす働きや体脂肪の蓄積予防などの働きも期待できる（52・110ページ参照）

・オリゴ糖
善玉菌のエサになり、善玉菌が増えるのを助ける

・乳酸菌産生物質
腸内で乳酸菌がつくり出す代謝産生物質で、短鎖脂肪酸はその代表。これらが体内に吸収されることで免疫力が上がるなどよい影響がある。善玉菌のエサにもなり、さらに乳酸

菌産生物質が増えて好循環が生まれる

・ビール酵母

アミノ酸、ビタミンB群、ミネラルなどを含み、栄養を補助できる

第一に狙うべきは、1日に乳酸菌が1兆個、ビフィズス菌が200億個程度摂れるもの。パッケージに記載されている菌の量が、1瓶、1袋の総量であるケースも多いので、1日の量に換算してチェックしてください。ちなみに、「mg」表記のものは、メーカーに問い合わせをしても菌の数が不明であるか菌数が少ないことがほとんどです。1日1兆個を目指すなら、菌の数が明記されているものを選んだほうがいいでしょう。

酪酸菌はとても優秀ですが、サプリメントや整腸剤を見る限り、菌の数が十分ではない製品が多いのが現状。サプリメントで摂取するなら、乳酸菌と併用して摂り入れるのがおすすめです（自分の腸にいる酪酸菌を増やす方法は114ページ参照）。

オリゴ糖は、善玉菌の大好物。オリゴ糖が配合されているものは、善玉菌を効率よく増やすのに適しています。

乳酸菌産生物質は本来、腸内にいる乳酸菌が産生するものですが、サプリメントで摂り入れることで、善玉菌が産生するもの＋サプリメントで摂るもの、Wの効果を得られます。だから、**乳酸菌産生物質入りを選べば、より効果的！**　というわけです。

ビール酵母が主体のサプリメントや整腸剤は代謝を上げたり不足しがちな栄養素を補うためのものです。善玉菌を増やすために飲んでも、あまり意味がないといえます。

乳酸菌サプリメントを飲む場合は、まず3カ月間継続して飲んでみてください。途中で便秘になったり、お腹が張ったりしても、とにかく3カ月続けてみると、腸内環境は必ず改善されます。変化を実感できない場合もありますが、腸内環境は確実によくなっているはずです。何より、乳酸菌を摂取する目的は腸漏れを改善し、腸の働きを向上させることなので、一時的な体調に惑わされず継続して摂取することが大切です。

飲むタイミングは食前食後いつでも構いませんし、1日分をまとめて飲んでも構いません。たとえば、サプリメントのパッケージに「1日3回、各1錠」と記載がある場合でも、朝にまとめて3錠飲んでも、朝2錠、夜1錠でも効果に変わりはありません。とにかく続けやすいリズムで飲み続けることが大切です。

Talk Room

乳酸菌・酪酸菌サプリは本当に効果があるのか？

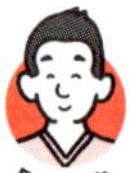
Dr. 平島

まずは、この数年で注目度が急上昇している酪酸菌について話しましょうか。

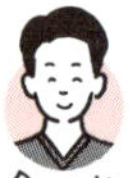
Dr. 秋山

酪酸菌はとてもいい菌です！ 善玉菌のひとつで、ほかの国の人に比べて日本人の腸にはずば抜けて多いんです。

最初に、酪酸菌のメリットを整理しておきましょう。

❶ 腸のぜん動運動を促し便秘を改善する

・酪酸菌がぜん動運動のためのエネルギーを供給

・酪酸菌が多ければ多いほど便秘改善に役立つ

❷ 短鎖脂肪酸（酪酸）を産生する

・短鎖脂肪酸を産生できるのは酪酸菌だけ

・日本人は乳酸菌が産生する乳酸を吸収するのが苦手だが、酪酸菌はこの乳酸を使って短鎖脂肪酸を産生。短鎖脂肪酸は、腸内を弱酸性にして善玉菌にとってよい環境をつくる

3 大腸の粘膜《ねんまく》上皮《じょうひ》細胞のエネルギーになる

・酪酸菌が産生する短鎖脂肪酸が栄養分となって大腸の粘膜上皮細胞の働きを促し、腸のブロック機能を高めてくれるので、腸漏れ対策に有効

4 胃酸や熱、抗生物質に強い

・多くの乳酸菌は胃酸や熱に弱い。また、抗生物質によって死滅するため、抗生剤と一緒に服用できないが、酪酸菌は胃酸、熱、抗生物質に強いため、抗生剤の副作用で起こる下痢の予防や改善などに用いることができる

5 免疫力を調整する

・制御性T細胞を活性化し、免疫が自分の体を誤って攻撃するのを防ぐために免疫応答を抑制する（免疫が暴走することを「サイトカインストーム」といい、重症化すると死亡することもある）

⑥ 大腸がんの予防

・酪酸菌が産生する短鎖脂肪酸が、大腸がんの細胞が分裂をして増殖する周期を遅くする

⑦ 過《か》敏《びん》性《せい》腸《ちょう》症《しょう》候《こう》群《ぐん》の改善

・特に胃や腸の消化器に病気がないのに下痢や腹痛、便秘を繰り返す過敏性腸症候群の改善に、酪酸菌が有効であるケースもある

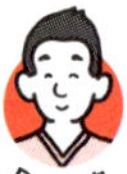
Dr.平島

いいことばかり！　それにしても秋山先生は本当に酪酸菌が大好きですね。酪酸菌サプリも飲んでいるんですよね？

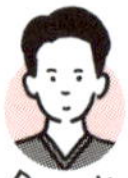
Dr.秋山

以前は毎日きちんと飲んでいましたが……今はもう飲んでないんです。卒業しました。

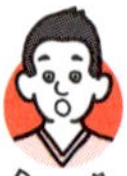
Dr.平島

あら、あんなに酪酸菌推しだったのに、やめちゃったんですか。その理由は？

Talk Room　乳酸菌・酪酸菌サプリは本当に効果があるのか？

Dr.秋山

酪酸菌がいい菌であることに変わりはないんですが、いろいろ調べて考えた結果、酪酸菌が大好物の食物繊維を多く摂取して、自分の腸にいる酪酸菌を育てることにしました。日本人の腸にはもともと酪酸菌が多いので、サプリメントで摂るより育てるほうが効率的だと確信したんです。だから、酪酸菌サプリの摂取は非効率的であると考えてやめることにしました。

Dr.平島

そうでしたか。それに、調べてみると、市販のサプリメントに含まれている酪酸菌の数は意外と少ないこともわかりましたし。サプリに頼らなくても自前の酪酸菌を増やすことは可能ですよね。

Dr.秋山

今は日々「菌育」に励んでいます！　次ページに酪酸菌を増やす方法をまとめたので、ぜひ参考にしてください。

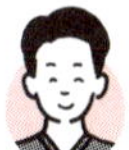

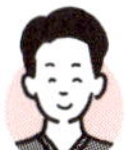

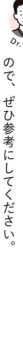

❶ 酪酸菌のエサである水溶性食物繊維やオリゴ糖を摂る

酪酸菌は水溶性食物性やオリゴ糖が好物。もち麦、玄米、海藻類、納豆、ラッキョウ、野菜（キャベツや大根など）を摂るのがおすすめ

❷ 乳酸菌をたくさん摂る

もともと腸にいる酪酸菌は乳酸菌を摂ることで増える

❸ 定期的に運動する

運動によって酪酸菌が有意に増える。1日60分の有酸素運動を週3回、6週間行うと酪酸菌が増加するという研究結果もある。アスリートの腸には酪酸菌が多く、これは運動効果によるものだと考えられている

❹ ビタミンDを摂取する

ビタミンDの血中濃度を上げると腸内細菌の多様性が増し、酪酸菌も増える

次は乳酸菌サプリについて話しましょう。私たちはサプリで乳酸菌を1日1兆個摂り続けています。平島先生、調子はどうですか？

乳酸菌・酪酸菌サプリは本当に効果があるのか？

Dr.平島

実は、「乳酸菌サプリを3カ月間やめてみる」という実験をしてみました。その結果をお知らせします（下の表を参照）。

Dr.秋山

乳酸菌やビフィズス菌が減って、悪玉菌や要注意の菌が増えている！ たった3カ月でもともといなかった大腸がんに関わるフソバクテリア門が増えているのはショックですね。

Dr.平島

体感としてはガスが溜まりやすくなり、おならが臭くなり、便のふっくら感が減って硬くなりました。この間も以前と変わりなく食物繊維をしっかり摂って炭水

Dr.平島が実験！

☑ 乳酸菌サプリを3カ月間やめた結果

腸内細菌の分類	特徴	菌の割合（％）	数の変化
アクチノバクテリア門	ビフィズス菌系	1.53 ➡ 0.52	DOWN
バクテロイデーテス門	肉食系の人に多い	32.94 ➡ 42.65	UP
ファーミキューテス門	雑食系の人に多い・乳酸菌系	56.05 ➡ 48.76	DOWN
フソバクテリア門	悪玉菌・大腸がんに関わる菌	0.00 ➡ 0.05	UP

化物を控えめにして食事にも気をつけています。**それでも乳酸菌サプリをやめると腸内環境は悪くなった。つまり、食事だけでは限界がある**のだと実感しました。

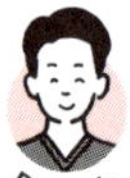
Dr.秋山

平島先生の体を張った実験のおかげで、乳酸菌1日1兆個の効果がよくわかりましたね。

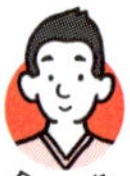
Dr.平島

あと、お伝えしておきたいのは、SIBO《シーボ》（小腸内細菌異常増殖症）のことです。

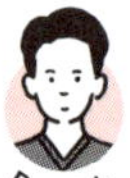
Dr.秋山

大腸、小腸ともに腸内細菌は棲んでいて、互いに影響し合っていますが、本来、腸内細菌が多く棲んでいるのは大腸で、小腸には大腸ほど多くの腸内細菌はいません。しかし、**SIBOになると小腸で腸内細菌が急激に増殖し、腸内細菌が産生するガスによって小腸が張ってお腹が痛くなったり、下痢や腹痛などの症状が引き起こされます。**

Talk Room

乳酸菌・酪酸菌サプリは本当に効果があるのか？

Dr.平島

なぜかお腹の調子が悪い状態が続いていて、納豆などの発酵食品をきちんと摂取したり、乳酸菌サプリや整腸剤を飲んでいても、お腹の調子が改善されなかったり、悪化する場合は、SIBOの可能性が高いですね。

Dr.秋山

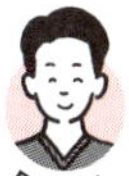

109ページで、「乳酸菌サプリメントは、途中でお腹が張ったりしても、とにかく3カ月間継続してみてください」とお伝えしましたが、3カ月間飲み続けた後もお腹の不調が続く場合は、いったんサプリメントを飲むのをやめて、消化器内科やSIBOに関する相談ができる医療機関で診察を受けてください。

> 1日1兆個の乳酸菌が腸を救う！

> エサを与えて自前の酪酸菌を育てましょう

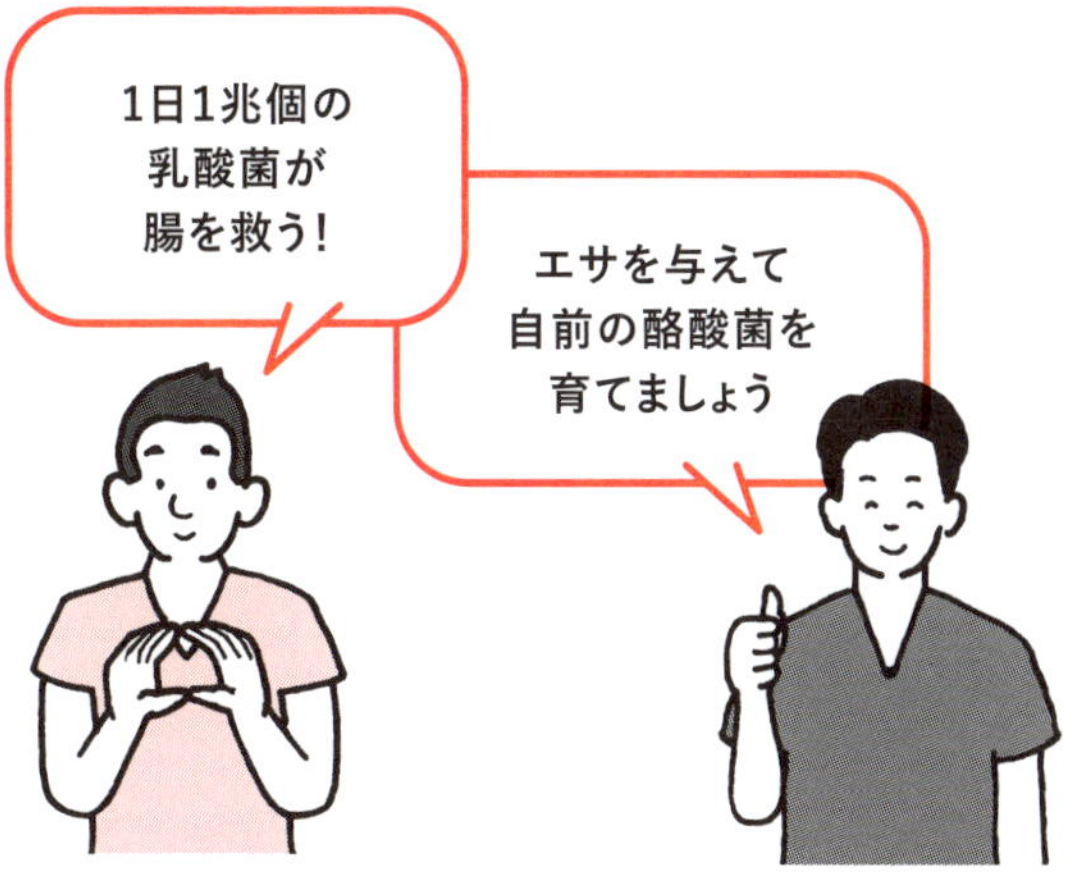

8 実践

腸粘膜の細胞の結合をビタミンDが強化する

近年、ビタミンDは世界的なトレンドです。欧米を中心に、ビタミンDのサプリメントの売れ行きが目覚ましく伸びています。

しかし、日本ではまだそれほど注目されていないようです。厚生労働省による2020年版の「日本人の食事摂取基準」では、ビタミンDの摂取目安量が大幅に引き上げられ、1日5・5μg《マイクログラム》（220IU《アイユー》）から8・5μg（340IU）に、上限量は100μg（4000IU）になったというのに、知らない人がたくさんいます。実際、2019年4月～2020年3月に行われた東京慈恵会医科大学の調査では、**東京都民の98％がビタミンD不足または欠乏**という衝撃的な報告もありました。

この状況は、腸漏れ対策、そしてたんぱく質強化において大問題です！　**ビタミンDは、腸粘膜の細胞同士の結合を改善し、腸漏れを防いでくれるスペシャルな栄養素**。つまり、

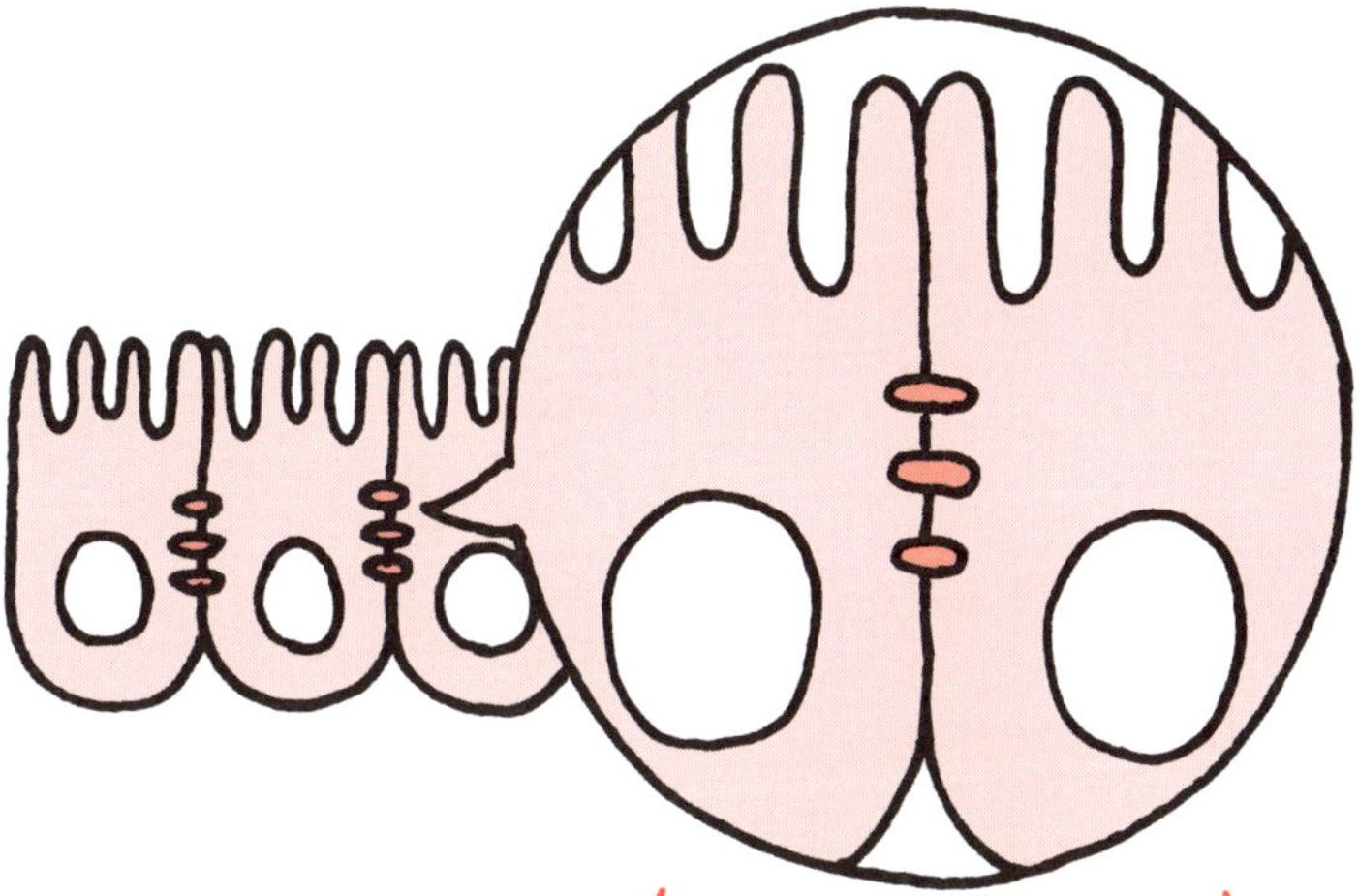

腸粘膜の細胞間の結合を
ビタミンDが強化する！

ほかの栄養素の吸収効率を高めるのはもちろん、体にとって不要なものをブロックして炎症やアレルギーを防ぐ効果も期待できます。**継続して十分に摂ることで、腸内細菌の多様性が高まり、スーパー善玉菌の酪酸菌が増える**ことがわかっています。

また、ビタミンDは、摂り入れたたんぱく質（アミノ酸）を体内で合成し、新たな細胞や組織をつくるのにも欠かせません。ほかにも、カルシウムの吸収促進、免疫力向上、免疫の暴走抑制、ストレスケアやうつ病予防も期待できる。私たちは、人間がかかるすべての疾患はビタミンDで予防できるのではないか、とさえ考えています。

では、実際にどれくらいビタミンDを摂取すればいいのでしょう。日本人のビタミンDの平均摂取量は1日6・9μg（276IU）。「日本人の食事摂取基準」が定める摂取日安量が8・5μg（340IU）ですから、不足しているのは1・6μg。つまり、平均的な食事を摂れていたとしても、あと約2μg（80IU）多く摂る必要があります。

そこで**おすすめしたいのが、「1日1個の卵をプラス」**。卵にはビタミンDが約2μg（80IU）含まれているので、不足を補うのにぴったりです。卵を毎日食べる習慣がない人は、朝食で1個食べる。毎朝1個食べている人は、夕食に卵を1個プラスしたり、おやつにゆで卵を1個食べるなど、摂り入れやすい方法で試してみてください。

1日だけ気合いを入れてたくさん摂るのではなく、継続することが大切です。1日の上限量が100μg（4000IU）ですから、普段の食事で摂りすぎる心配はまずありません。122ページで、ビタミンDを多く含む食品を紹介しておくので、意識してこまめに摂り入れるよう心がけましょう。

また、**ビタミンDは人間の体がつくることができる唯一のビタミン**です（腸内細菌がつくるビタミンを除く）。皮膚に紫外線が当たることで、体内にあるコレステロールを材料としてビタミンＤがつくられるのです。

１日分のビタミンＤをつくるために必要な日光浴の時間は地域や季節によって異なり、夏の沖縄では約５分、冬の北海道では約１３９分とされ、ＵＶＢという波長の紫外線が直接皮膚に当たることでつくられます。

しかし、ＵＶＢは服やガラス、プラスチックなどで遮られるため、多少屋外で過ごす時間があったとしても、車や電車で移動する間にガラス越しに日光に当たっていても、ＵＶＢはほとんど浴びていない可能性もあります。おまけに、ＵＶＢは日焼け止めでもブロックされるため、**屋外で日差しを浴びても、日焼け止めを塗っていてはビタミンＤはつくられません**。

しかし、日焼け止めを塗らずに強い紫外線を長時間浴びると、皮膚の老化が加速するなど、有害になる恐れがあるため、注意も必要です。日光浴をして自分の体内でビタミンＤをつくることを優先する前に、食事でビタミンＤを十分摂ることを心がけましょう。

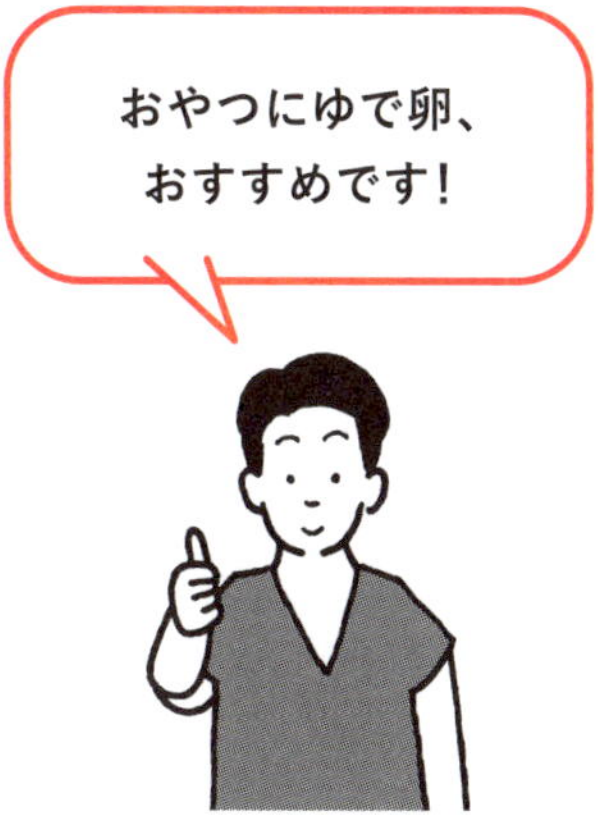

おすすめ食品

いわし
丸干し
(100g)

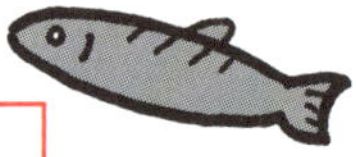

50μg
(2000IU)

卵(1個(50g))

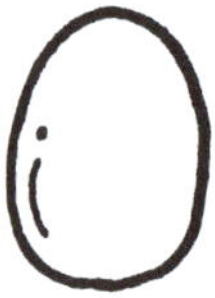

1.9μg
(76IU)

しらす
半乾燥
(50g)

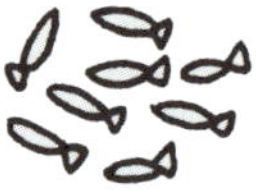

30.5μg
(1220IU)

銀鮭
(100g)

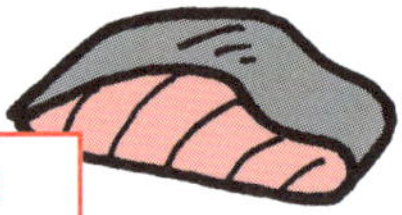

15μg
(600IU)

さんま
(100g)

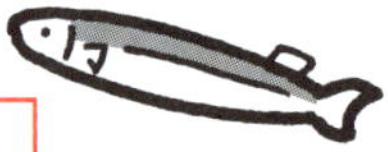

16μg
(640IU)

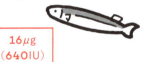

釜揚げ
しらす
(50g)

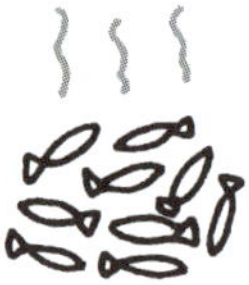

2.1μg
(84IU)

さば缶
(100g)

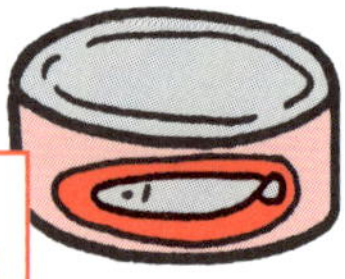

11μg
(440IU)

うなぎ
蒲焼き
(100g)

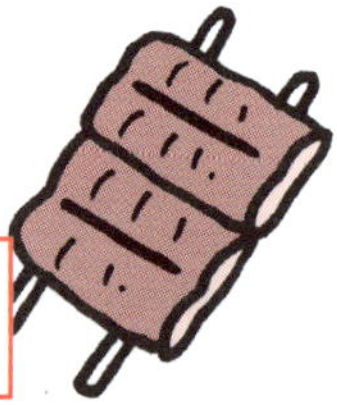

19μg
(760IU)

『日本食品標準成分表(八訂)増補』
をもとに計算

ビタミンDを多く含む

まぐろ赤身
（100g）

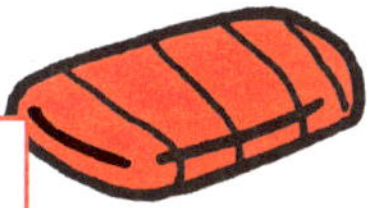

5μg
（200IU）

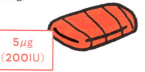

まぐろトロ
（100g）

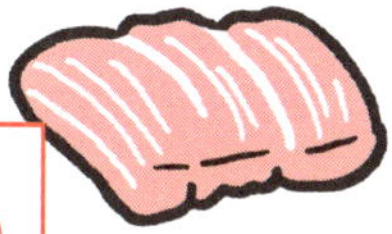

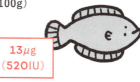

18μg
（720IU）

いくら
（50g）

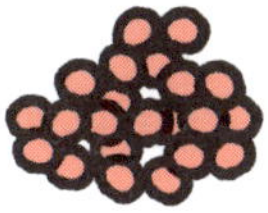

22μg
（880IU）

まがれい
（100g）

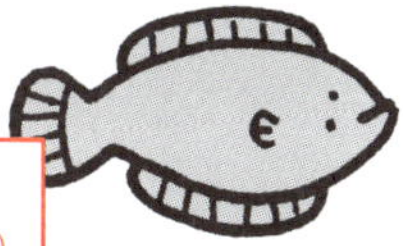

13μg
（520IU）

干し
しいたけ
（10g）

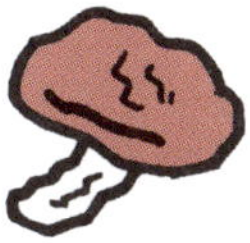

1.7μg
（68IU）

乾燥
きくらげ
（5g）

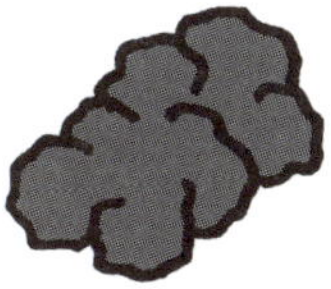

4.3μg
（172IU）

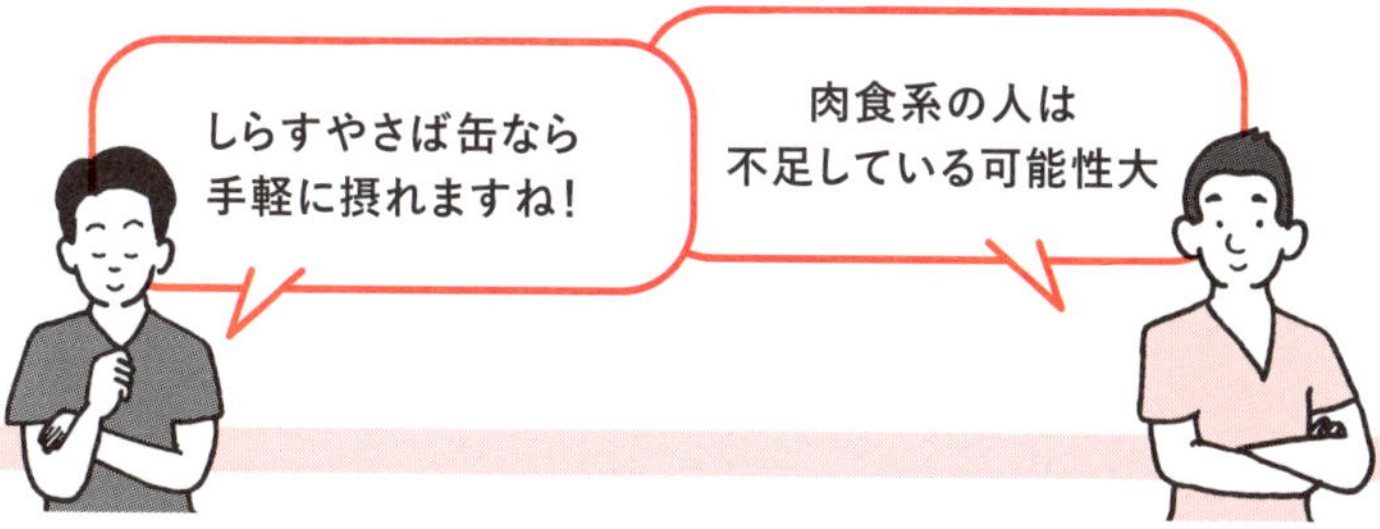
しらすやさば缶なら
手軽に摂れますね！
肉食系の人は
不足している可能性大

Talk Room

【体験談】

ビタミンDサプリで腸漏れもアレルギーも改善！

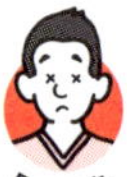

Dr.平島

前ページでビタミンDを多く含む食品を紹介しましたが、やはり魚を食べる機会が少ないと、十分に摂るのは難しいですね。もし、毎朝卵1個は食べるけれど、お昼は牛丼、夜は唐揚げという肉食中心の食事が続いていたら、ビタミンDは全然足りていません。ビタミンDは腸漏れ対策においてのみならず、体にとってとても重要なのに……。

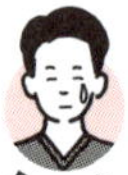

Dr.秋山

含まれているのは主に魚介、卵、きのこぐらいで、肉や野菜、大豆食品、果物にはほとんど含まれませんから。忙しくて、コンビニメニューで済ますことが多い人は、かなり意識を高めないとビタミンDは摂れないかもしれません。

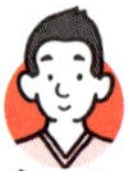

Dr.平島

だから、私も秋山先生も、ビタミンDサプリを飲んでいます。

秋山先生は、ビタミンDサプリを飲み続けて何か変化はありましたか？

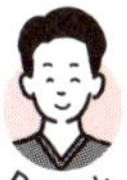

Dr.秋山

毎日ビタミンDサプリを飲み続けた結果、鼻炎、ぜん息などがまったくなくなりました。ビタミンDによって免疫力がアップしたおかげですね。免疫力を上げることでアレルギー症状を改善できますから、花粉症対策にもおすすめです。**アレルギー症状が改善されるということは体の炎症が改善されるということですから、腸漏れ対策にも力を発揮している**と思います。

ただ、ビタミンDは脂溶性なので摂りすぎると体内に蓄積されていきます。サプリメントの場合、含有量が気になりますが、平島先生は1日あたりどれくらいのビタミンDをサプリで摂っていますか？

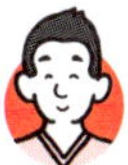

Dr.平島

私は、ビタミンDを上限量の100μg（4000IU）毎日飲んでいます。

そういえば、ビタミンDは、重量（μg）とビタミンD効力（国際単位：IU）、2つの表示があるのでややこしいですね。

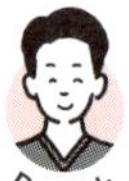

Dr.秋山

換算する計算式を覚えておけば、サプリメントを選ぶときに役立ちます。

μg→IUに変換する場合　μg×40

IU→μgに変換する場合　IU×0.025

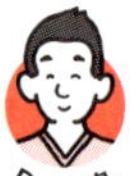

Dr.平島

ビタミンDの摂取目安量と上限量をおさらいすると、**1日の摂取目安量は8.5μg（340IU）、上限量は100μg（4000IU）**ですが、250μg（10000IU）未満では疾病の報告はありません。私は毎日サプリメントで上限量の100μgを摂っていて、血中ビタミンD濃度が50μg／dL《デシリットル》ですから、ちょうどいいですね。私も以前は鼻炎があったのですが、ビタミンDを飲むようになって完全によくなりました。

ビタミンDの血中濃度の理想は50～80ng／mL。それ以下が続くと、がんの死亡率が約1.7倍になり、理想の血中濃度をキープできると、がんの死亡率が低下するという報告もあります。サプリを飲み続けてみて、自分のビタミンDの血中濃度がどれくらいになったかを測っておくといいですね。その結果を見て、サプリで摂るビタミンDの量を調整すれば摂りすぎや不足の心配がなくなります。採血によるビタミンDの血中濃度測定を行っている医療機関は多くありませんが、自費検査で受けることができます。検査項目としては「25OHビタミンD」をチェックしてください。数値が50〜80ng/mLが理想。20ng/mL未満でビタミンD欠乏、20〜30ng/mL未満でビタミンD不足、80ng/mL以上なら摂りすぎの可能性が高いといえます。

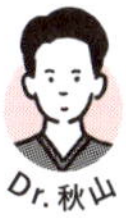
Dr.秋山

それと、注意していただきたいのは、**大腸がん予防に関してはビタミンDはサプリだけを摂っても効果的ではないという研究成果もあります。できるだけ食べ物から摂り入れたうえで、不足分をサプリで補うのがベスト**です。

9 実践

腸漏れ対策に新提案！「たまごわやさしげ」食品

たんぱく質をしっかり吸収するためには腸漏れの改善が先決！　ということで腸漏れ改善のための食事術を解説してきました。この章の最後に、腸漏れ対策全般におすすめの食品をまとめて紹介しましょう。

昔から日本人は「まごわやさしい」という語呂合わせで、体にいい食品を提唱していました。ま＝豆類、ご＝ごまなどの種実類、わ＝わかめなどの海藻類、や＝野菜類、さ＝魚などの魚介類、し＝しいたけなどのきのこ類、い＝芋類　いずれも、和食に使われる健康的な食べ物です。

私たちは、これをアレンジした腸漏れ対策食品を提案します。名づけて「たまごわやさしげ」食品。内容は次のとおりです。

た＝卵

食物繊維とビタミンC以外のすべての栄養素を含む完全栄養食品です。たんぱく質も豊富でビタミンB群も摂れます！　ビタミンDも摂れるので腸漏れ対策にも最適。消化がいいのは半熟卵や温泉卵ですが、生卵でも固ゆで卵でもOK。

ま＝豆類

納豆を筆頭に豆腐、味噌などをしっかり摂ると腸が喜びます。私たちは朝食では必ず納豆を1パック、豆腐とわかめをたくさん入れた味噌汁も食べるようにしています。ちなみに、納豆には「世界最強の有用菌」といわれる納豆菌が含まれています。納豆菌は、生きたまま腸に届き、腸内で食物繊維を分解して善玉菌のエサとして食べやすくしてくれるうえ、自身も腸内細菌のエサとなり、善玉菌の増殖に役立ちます。

ご＝ごぼう、玉ねぎ、アボカドなど（オリゴ糖を含む食材）

オリゴ糖は、乳酸菌やビフィズス菌や酪酸菌のエサになります。ごぼう、玉ねぎ、アボカドなどに比較的多く含まれているので、こまめに摂り入れましょう。

わ＝わかめ、昆布、のりなどの海藻類

海藻類は酪酸菌の大好物です。不足しがちな水溶性食物繊維が豊富に含まれているので、お通じの改善、腸活にもぴったり。乾燥わかめや焼き海苔を常備して、味噌汁にたっぷり入れたり、和え物やサラダに加えるだけで、手軽に摂ることができます。

や＝野菜類

キャベツ、レタスなどの葉物類、にんじん、大根などの根菜類、ブロッコリーなど、偏らずにいろいろな種類を摂り入れましょう。ビタミン類は熱に弱いものも多いので、生野菜のサラダも定期的に食べましょう。

さ＝魚などの魚介類

動物性たんぱく質は、肉類に偏らず、魚介類もしっかり摂りましょう。特に腸漏れ対策に力を発揮するビタミンDは魚に豊富です。また、青魚にはDHAやEPAが多く含まれるので、血液をサラサラにして腸粘膜の細胞の炎症予防や改善にも力を発揮します。

し＝しいたけ、きくらげなどのきのこ類

便のカサを増し便通をよくするのに欠かせない食物繊維が豊富。干ししいたけや乾燥きくらげをストックしておいて、味噌汁などに加えれば、こまめなビタミンDの摂取に役立ちます。また、生のきのこ類は太陽の光に当てることでビタミンDが増加するので、晴れた日は2～3時間天日干しにしてから料理するのがおすすめです。

げ＝玄米、もち麦などの穀物類

玄米は不溶性食物繊維が豊富、もち麦は水溶性食物繊維が豊富。どちらかに偏らず、バランスよく摂り入れましょう。穀物類に含まれる食物繊維は、酪酸菌のエサになり、善玉菌を増やすのに有効です。

「たまごわやさしげ」を覚えて、呪文のように唱えながら摂ってみましょう。これらすべてを毎日、毎食完璧に摂る必要はありません。「最近、海藻類を食べてないな」「味噌汁を飲む回数を増やしてみよう」「玄米を食べてみようかな」といった感じで、気にかけながら摂り入れていけば、自然と食習慣は改善されていくと思います。

「たまごわやさしげ」に、ちょっとハードルが高いと感じた人は、次のページで紹介する「腸漏れ改善のおすすめ食品トップ3」を摂ることから始めましょう。手軽なメニューも紹介するので、試してみてください。もちろん、好き嫌いもあると思いますので、「たまごわやさしげ」食品の中から好きなものを取り入れて、オリジナルの腸漏れ改善メニューを考案してみるのもいいでしょう。

頑張りすぎるとストレスが溜まって挫折する可能性が高くなりますから、無理なく食事を楽しんで継続してください。腸漏れ対策につながる**よい食習慣が身につけば、3カ月後にはきっと腸は生まれ変わっているはず**です。

まずはこれから！

腸漏れ改善の おすすめ食品トップ3

卵と納豆は先に解説したとおり、優秀な腸漏れ対策食品であり、たんぱく源です。

ブロッコリーはビタミンC、ビタミンB群、そして食物繊維が豊富。栄養的に優れていることから、「最強の野菜」とも呼ばれ、2024年には、「国民の生活に重要な役割を果たす野菜」ということで農林水産省が定める「指定野菜」になることが発表されました。

このトップ3を組み合わせた「納豆卵かけごはん＆ブロッコリーの味噌汁」は最高の朝ごはんです。食物繊維やたんぱく質を含む焼き海苔を添えれば、さらにパワーアップ！　腸漏れ対策も、たんぱく質強化も万全です。

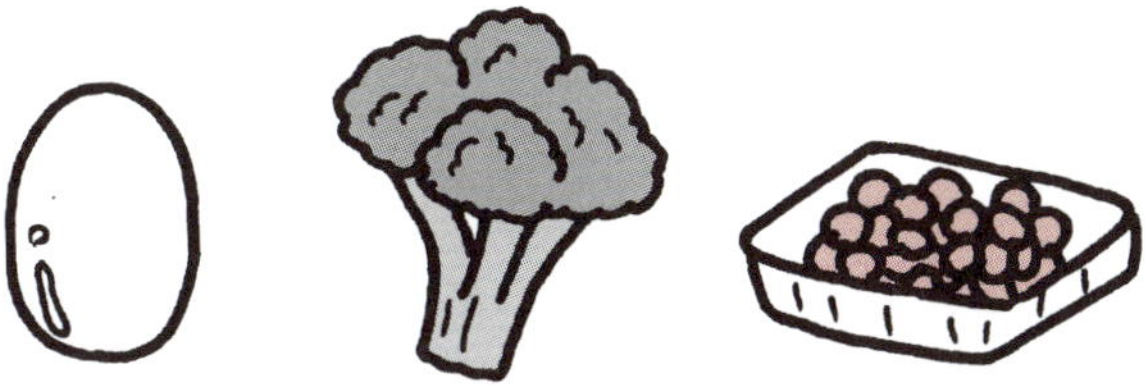

卵　ブロッコリー　納豆

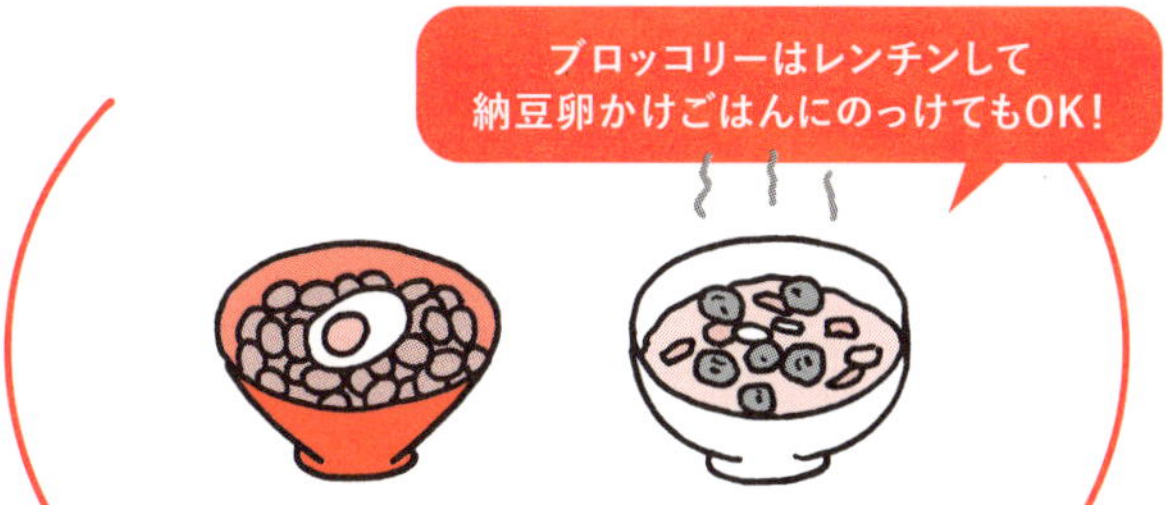
ブロッコリーはレンチンして
納豆卵かけごはんにのっけてもOK！

納豆卵かけごはん　ブロッコリーの味噌汁

第4章

【実践編】

体が生まれ変わる！ たんぱく質の正しい摂り方

〝腸漏れ〟の改善に取り組んだら、いよいよたんぱく質を効果的に摂るための

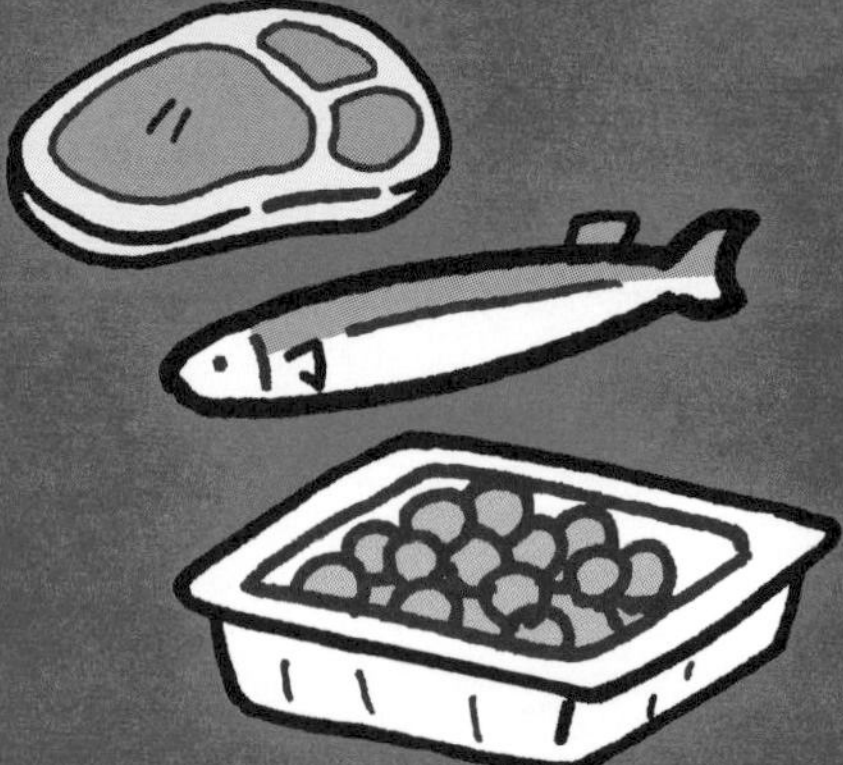

食事術を実践しましょう。
私たちが取り組むべきは、
たんぱく質の消化・吸収の仕組みと
体内での合成の仕組みを
効率よく稼働させることです。
そのために必要なのは正しい知識と、
自分の体の状態や
変化を細やかに感じ取る力。
たんぱく質を十分に吸収し、
最大限に生かせれば、
老化や不調の加速を食い止め、
細胞レベルで生まれ変われるはずです！

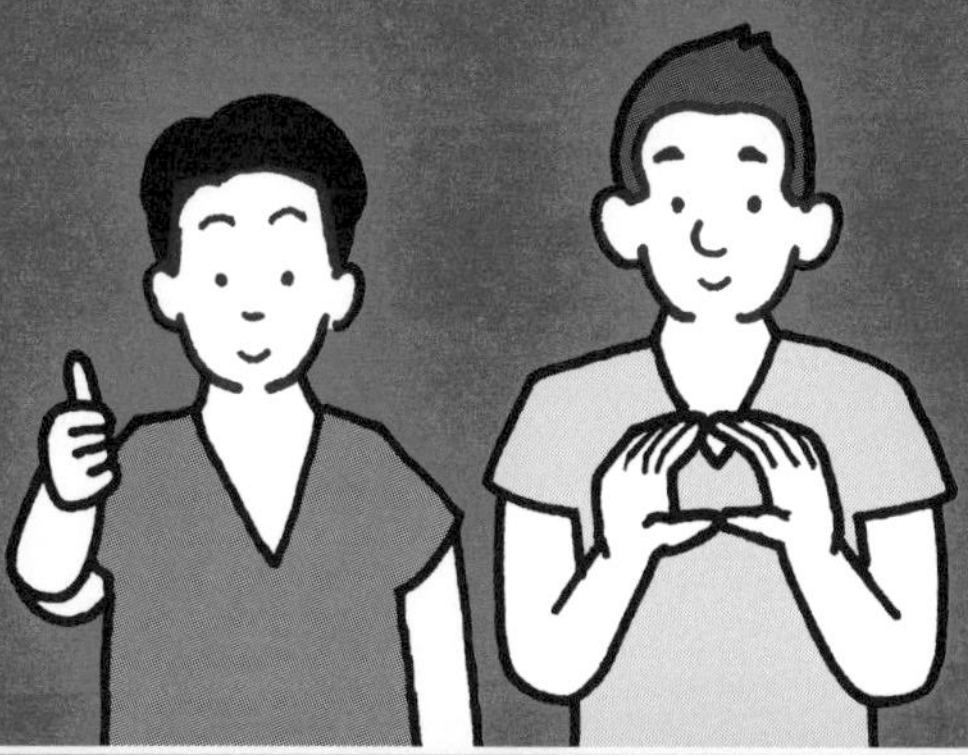

1 実践

たんぱく質はどれくらい必要なのか？

日々の食事で腸漏れ対策に取り組んで、便通がよくなったり、おならが臭くなくなったり、お肌の調子がよくなったり、よい変化が現れてきたら、腸漏れは改善されているはずです。腸漏れ対策を継続しながら、たんぱく質の正しい摂り方を実践していきましょう。

まずは、たんぱく質の必要量をあらためて把握しておきましょう。

一般的に1日に体重1kgあたり1～1.5gのたんぱく質が最低限必要とされ、2gぐらいまでは摂っても問題ないといわれています。しかし、これは体重ベースでの計算です。体脂肪は考慮されていないので、あくまで目安だと思ってください（筋トレをして筋肉量を大幅に増やしたい場合でも、1日に体重1kgあたり4g以上のたんぱく質を摂ると内臓に大きな負担がかかるので、摂取量については医師や専門家などに相談してください）。

ここでは、平均的な体型、活動量を想定した厚生労働省の「日本人の食事摂取基準」（2020年版）のたんぱく質摂取の目標量を紹介します。おおまかな1日の目標量と1食あたりの量をつかんでおくといいでしょう。

たんぱく質摂取の目標量（1日あたり）

デスクワーク程度の身体活動レベル（普通II）の場合

性別	年齢	たんぱく質摂取の目標量
男性	30～49歳	88－135g
	50～64歳	91－130g
	65～74歳	90－120g
	75歳以上	79－105g
女性	30～49歳	67－103g
	50～64歳	68－98g
	65～74歳	69－93g
	75歳以上	62－83g

※座位中心の仕事だが、職場内での移動や立位での作業・接客等、あるいは通勤・買物・家事、軽いスポーツ等のいずれかを含む場合

出典：厚生労働省「日本人の食事摂取基準」（2020年版）

1食あたりのたんぱく質量の目安

男性：30～40g

女性：25～30g

と覚えておけばOK！

たんぱく質不足を
防ぐために
おおまかな量を
把握しておきましょう

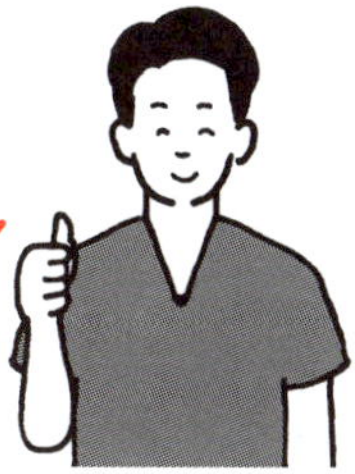

よく食べる食品のたんぱく質量は？

1日の目標量を把握したら、主な食品のたんぱく質量を覚えておきましょう。覚えるといっても、だいたいの量を知っておけば十分です。

たとえば肉は100gで約20g、卵1個で約6g、納豆1パックで約8gといった具合に、毎日食べるもの、よく食べるもののたんぱく質量を把握しておくだけで、自分は毎食、毎日どれくらいのたんぱく質を摂れているかがわかってきます。外食やコンビニのメニューも同様です。栄養成分表示をチェックして、おおよそのたんぱく質量を把握しておきましょう。

前のページで解説したたんぱく質の目標量と照らし合わせて、**自分はあとどれくらいプラスすればいいかを知ることが大切**。知ることで意識が高まり、たんぱく質の摂取に取り組みやすくなるでしょう。

主な食品の たんぱく質量の目安

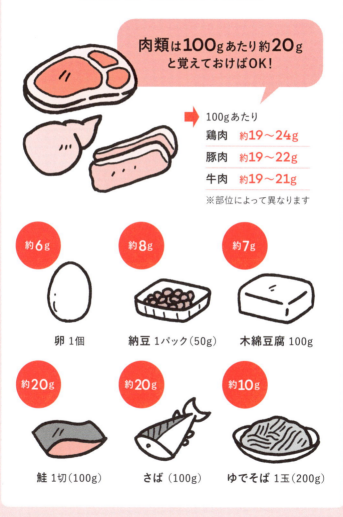

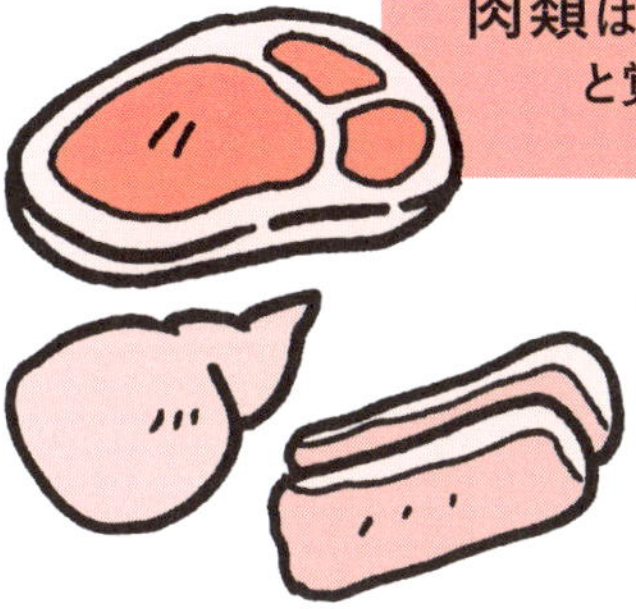

肉類は100gあたり約20gと覚えておけばOK！

100gあたり

鶏肉	約19～24g
豚肉	約19～22g
牛肉	約19～21g

※部位によって異なります

約6g

卵 1個

約8g

納豆 1パック(50g)

約7g

木綿豆腐 100g

約20g
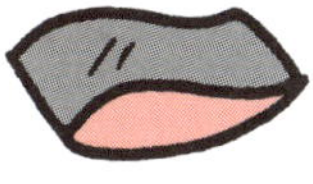
鮭 1切(100g)

約20g

さば (100g)

約10g

ゆでそば 1玉(200g)

『日本食品標準成分表(八訂)増補』をもとに計算

次に1日3食の食事例を2つ挙げてみたので、たんぱく質摂取の目標量を摂れているかを確認してみましょう。

【食事例❶】

朝＝ごはん茶碗1杯・150g（4g）＋納豆1パック（8g）＋卵1個（6g）＝18g

昼＝牛丼並（20g）＋卵（6g）＋豆腐味噌汁（4g）＝30g

夜＝ごはん茶碗1杯・150g（4g）＋まぐろの刺身100g（26g）＋枝豆60g（7g）＝37g

合計約85g……75歳未満の男性は不足！

【食事例❷】

朝＝トースト（5g）＋目玉焼き（6g）＝11g

昼＝きのこパスタ（18g）＋コーンスープ1杯（1・5g）＝19・5g

夜＝ごはん茶碗1杯・150g（4g）＋餃子5個（8g）＋わかめスープ（2g）＋白菜キムチ50g（1・2g）＝15・2g

合計約46g……年齢を問わず男女ともに不足！

一見、健康的で栄養バランスがよさそうなメニューでも、実はたんぱく質が不足しているということがわかります。さらに、もし、朝食を食べない、パンだけで済ませる、昼は会社のデスクでコンビニのおにぎりを2個、夜は缶チューハイとお惣菜のコロッケだけ……そんな食事が当たり前になっているなら、日々たんぱく質不足を積み重ねているということです。

また、**1日の摂取カロリーが少なすぎた場合も、たんぱく質はうまく利用されません。**極端に炭水化物を減らしたり、脂質をカットしたりして摂取エネルギーが不足すると、体の材料になるはずのたんぱく質がエネルギーとして利用されてしまいます。この状態が続くと、細胞のターンオーバーが乱れ、腸漏れのリスクが高まって老化や不調は一気に加速するでしょう。

1日3食、摂取カロリーもしっかりと確保することは体づくりの基本。基本的な食事を継続することで、腸内環境もよくなり、たんぱく質の消化吸収もよくなるのです。

2 実践

一度に食べるたんぱく質は多すぎても少なすぎても非効率的

前項で、1食あたりのたんぱく質摂取量の目安は、男性30〜40g、女性25〜30gとお伝えしました（137ページ参照）。

なぜ、1日の総量ではなく1食あたりの目標量を強調したのかというと、**たんぱく質は食べ溜めができない**からです。1日分を1食でまとめて摂っても蓄えておくことはできません。摂れば摂るほど筋肉が増えたり、細胞のターンオーバーが促進されたりもしません。

体が一度に利用できるたんぱく質の量はおおむね決まっており、1食あたり20〜30g、多くても30〜40gといわれています。そのため、たんぱく質の摂取量を大幅に増やしたい場合は、1日3食だけでなく間食を活用して、たんぱく質を摂取する回数を増やす必要があります。

もし、一度に大量のたんぱく質を摂った場合、消化・吸収されたとしても筋肉も細胞ももうお腹いっぱい。「マッスルフル」と呼ばれる状態で、たんぱく質を利用することができず、余ったぶんはエネルギーにされたり、体脂肪として蓄えられることになります。これが、たんぱく質は食べ溜めができないといわれる理由です。

こんなお話をすると、今度はたんぱく質の摂りすぎが気になってきますよね。でも、大丈夫です。たんぱく質はほとんどの人が不足しているのが現実なのでプロテインを大量に飲んだりしない限り、普通の食事で摂りすぎることはまずありません。

また、**たんぱく質は1食あたりの摂取量が少なすぎた場合、体内でのたんぱく質の合成スイッチが入りません**。その結果、摂り入れたたんぱく質はエネルギーにされておしまい。筋肉や細胞づくりに使うことができず、腸漏れ、免疫力の低下、疲労といった不調の原因となります。摂取カロリーが少なすぎる場合も同様のことが起こります。

何度も繰り返しますが、1日3食、摂取カロリーもしっかり確保しましょう。1日3食をしっかり食べることで、腸内環境もよくなり、たんぱく質の消化吸収もよくなります。たんぱく質やエネルギーは1日の総量も重要ですが、1食あたりの摂取量も重要。多すぎたり少なすぎたりすると、うまく使われないということを覚えておいてください。

朝食こそたんぱく質ファースト！

朝食は英語でｂｒｅａｋｆａｓｔ。「ｂｒｅａｋ」は壊す、破る、「ｆａｓｔ」は断食ですから、朝食は「断食を破る」という意味です。

夕食から朝食までの間はとても長く、夕食を食べ終えるのが20時、朝食が8時なら、12時間もの間、断食をしていることになります。つまり、**朝は1日のうちで最も体内のたんぱく質が枯渇している状態。体はたんぱく質を欲している状態**なのです。

しかし、朝は食欲がなかったり、慌ただしかったりして、パンとコーヒーだけで済ませてしまうという話をよく聞きます。朝食を抜いて1日2食で食べすぎを防ぐという人や、美容と健康のためにサラダやスムージーだけにしているという人もいるようです。

実際、1日3食の中でたんぱく質の摂取量がもっとも少ないのは朝食だといわれています。１３７ページで1食あたりのたんぱく質摂取量は男性30～40ｇ、女性25～30ｇを目標に掲げましたが、朝食においては多くの人がたんぱく質不足になっているのです。

不足していることを知ると、なんとかして摂取量を増やしたいという気持ちになりませんか？　しかし、朝から頑張って料理をして、モリモリ食べるのはしんどいものです。毎日朝から外食というのも難しいですよね。

そこで、私たちは朝食で納豆と卵、豆腐や魚などを食べてからプロテインを10～20gほど飲んで補うことにしました。これで目標の30g以上をクリア。以来、体調はすこぶる良好です（プロテインについては182ページを参照してください）。

ただし、プロテインは満足度が高く、お腹がふくれやすいため、食事の前に飲むと朝食を食べられなくなる恐れがあります。朝食を摂り、通勤を経て、仕事の前に飲んだり、朝のジョギングやウォーキングの後に摂り入れるなどすれば実践しやすいかもしれません。興味がある方は試してみて、自分に合うと感じたら継続してみてください。

朝食においては、高血糖を防ぐことも大切です。空腹で迎えた朝は血糖値が上がりやすい状態です。そこにいきなり糖質を取り込むと、血糖値は急上昇します。

血糖値は、朝急激に上がると昼も上がりやすくなるという特徴があります。甘いドリンクや菓子パンはもちろん、食パンだけ、塩むすびだけ、素うどんだけを食べた場合も同じことが起こります。朝の高血糖を引き金に、午後も高血糖が長時間続き、体への負担が高まり、腸漏れの原因になるのです。

だから、朝こそたんぱく質ファースト！　**朝食でたんぱく質を強化し、炭水化物の摂取量を少なくすることで、昼食後の高血糖も抑制できる**のです。1食目の影響が、2食目に及ぶことから、これを「セカンドミール効果」と呼びます。

もし昼食後、急激な眠気に襲われることがあるなら、それは血糖値の乱高下による眠気かもしれません。ぜひ一度朝食をたんぱく質中心に切り替えてみてください。きっと、高血糖が改善され、血糖値の乱高下からくる午後の眠気はなくなり、朝食のたんぱく質ファースト化による「セカンドミール効果」を実感できるはずです。

食事は1食で完結しているわけではなく、自分の体の中で数珠つなぎのように影響がつながっていきます。その仕組みを上手に活用するのがセカンドミール効果なのです。

セカンドミール効果による好循環は次のとおりです。

朝食で炭水化物を控えめにして、たんぱく質をしっかり摂る↓血糖値の急上昇を阻止！
↓昼食後の血糖値の上昇もゆるやかになる↓昼食のごはんをある程度食べても大丈夫！

セカンドミール効果は、自分で血糖値をコントロールし、好循環を生み出す技です。「1日の始まりこそ、たんぱく質ファースト」。この技をぜひ使ってみてください。

また、冷え性の人は、朝食でたんぱく質が十分に摂れていないことが多いと感じます。朝は体温が上がる時間です。そのタイミングに、たんぱく質が不足していると体温は上がりません。

たんぱく質は消化吸収されるときに多くの熱を生み出します。食事によって生まれる熱は「食事誘発性熱産生《しょくじゆうはつせいねつさんせい》」と呼ばれ、たんぱく質のみを摂取したときは摂取エネルギーの約30％、糖質のみの場合は約6％、脂質のみの場合は約4％といわれています。つまり、三大栄養素のうち、最も熱を生み出すのはたんぱく質。**朝の体温上昇のスイッチオンに、そして冷え撃退にたんぱく質が必須**なのです。

食欲がなくて食べられない……朝食のお悩みを解決！

朝食が大切だとわかっていても、なかなか実践できないという人も多くいます。

そんな人のために、朝食のお悩みを解決しておきましょう。

お悩み❶ 朝食の習慣がない

たんぱく源と食物繊維を摂れる食品を常備することから始めましょう。

たんぱく源は納豆と卵、豆腐、鮭など。そして食物繊維が豊富で腸漏れ対策に役立つ、野菜、海苔、めかぶやもずくなど。納豆が苦手なら塩鮭を焼く。鮭を焼くのが面倒なら電子レンジでチン！　即席タイプの味噌汁もおすすめです。便利なものを活用すれば、案外楽に実践できると思います。

そのうえで、プロテインを活用するのもひとつの手です（182ページも参照してください）。

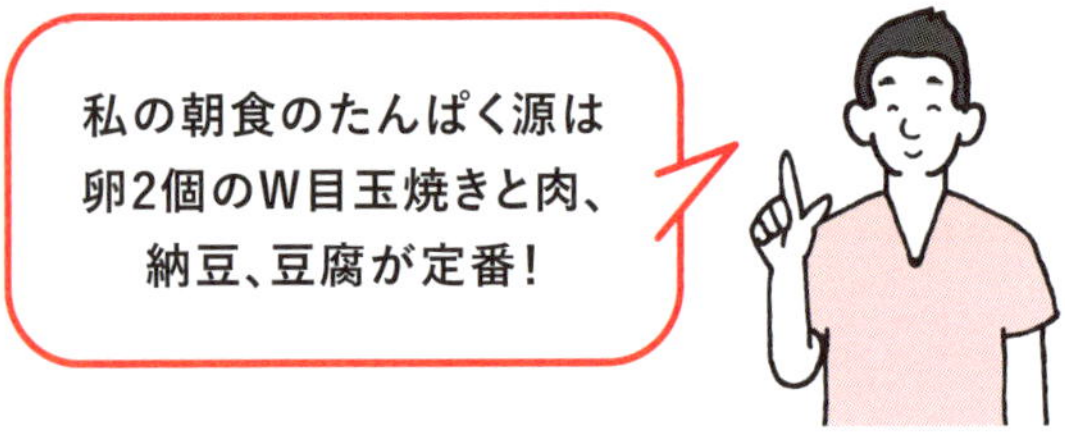
私の朝食のたんぱく源は
卵2個のW目玉焼きと肉、
納豆、豆腐が定番！

お悩み② 朝は少ししか食べられない

朝はあまり食欲がないという人の話を聞くと、夜遅い時間にしっかり食べてすぐに寝てしまい、消化不良の状態で朝を迎えるというパターンが多いようです。

しかし、**夜は血糖値が下がってから寝るのが鉄則**なので、寝る3時間前までに食事を済ませましょう。どうしても夜遅くになってしまう場合は、胃内に残りやすい炭水化物を食べずに、肉や魚、納豆や豆腐などのたんぱく源を少量摂取しましょう。

ごはんがないともの足りないと思うかもしれませんが、おかずに水溶性食物繊維が豊富なわかめスープを取り入れるになどすれば満足感も得られ、胃もたれすることもないでしょう。

また、消化を助ける酵素サプリメントを飲んで寝るのもおすすめです。

空腹で朝を迎えれば、気持ちよく朝食を食べることができます。

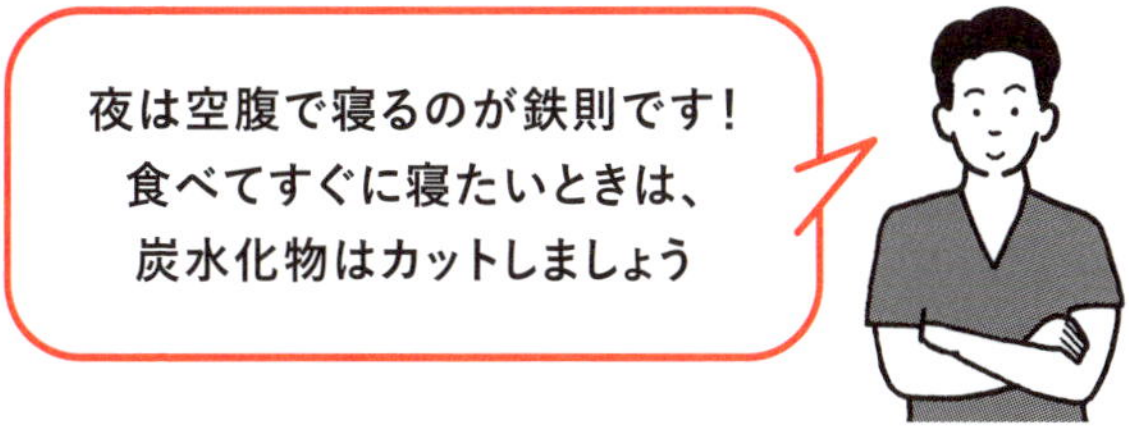
夜は空腹で寝るのが鉄則です！
食べてすぐに寝たいときは、
炭水化物はカットしましょう

たんぱく源のバランスは動物性：植物性＝1：1が理想

クリニックでは「動物性たんぱく質と植物性たんぱく質、どちらがいいですか？」という質問をよく受けます。答えは「どちらもいい」です。たんぱく質摂取のバランスは動物性：植物性が1：1が理想といわれているからです。

たんぱく質を評価する際は、DIAAS（消化性必須アミノ酸スコア）を用います。これは、体内で合成できない9種類の必須アミノ酸の消化吸収率を加味した指標で、その食品に、体が利用しやすい必須アミノ酸がどれくらい含まれているかを表しています。

一般的に、動物性たんぱく質のほうがDIAASが高いため、効率だけを見れば動物性食品を優先的に摂ったほうがいいということになります。

しかし、肉や魚といった動物性たんぱく源ばかりを食べると、どうしても脂質を摂りすぎてしまうことに。腸漏れ対策的にも好ましくありません。

食品のDIAAS（必須アミノ酸の消化吸収率の指標）

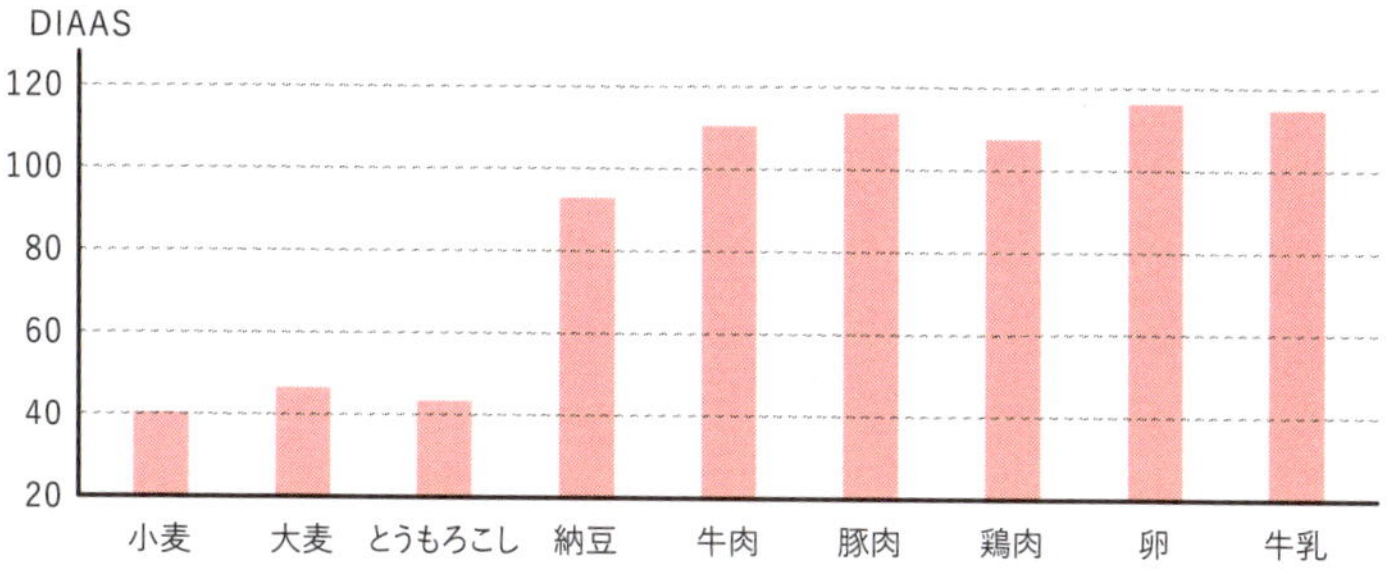

一般社団法人 Jミルク『FACTBOOK 牛乳の栄養と機能』2023年版をもとに作成（納豆は著者による算出）

一方、大豆食品を代表とする植物性たんぱく源は、動物性たんぱく源に比べるとDIAASは低いものの、脂質の含有量は少ない。さらに、食物繊維を多く含むため、腸内細菌のエサになり、便通改善にも力を発揮し、腸漏れ対策においてもとても優秀です。

動物性、植物性、それぞれに長所と短所があります。**互いの長所と短所を補い合うためにも、たんぱく質量のバランスは「動物性：植物性＝1：1」**がいいのです。

このバランスを意識して、日々の食事で摂るたんぱく源を選んでみてください。毎食で1：1のバランスを目指すのはしんどいので、ある程度の区切りで振り返ってバランスを整えていくといいでしょう。たとえば、朝のメインが納豆だったなら、昼は肉、夜は魚介と豆腐にするという具合で、ひとつ前の食事を振り返りながら整えていく。昨日は動物性食品ばかりを食べたから今日は大豆食品をしっかり食べようという具合で、前日の食事を振り返りながら整えていく。これくらいのゆるさで十分です。

動物性と植物性、それぞれの**おすすめ食品を挙げるなら、動物性たんぱく源は卵、植物性たんぱく源は納豆**です。またしても卵と納豆の登場です。この2つは、それだけ優秀な食品だということです。

卵は、たんぱく質だけでなく、ビタミンDやビタミンB群も摂れるうえに、大腸ポリープ予防も期待できる優秀な動物性たんぱく源です。吸収率は半熟卵が一番いいのですが、生卵でも問題ありません。

卵といえばコレステロールが気になるという人がとても多いと感じます。実際、卵1個に約190㎎のコレステロールが含まれているので、気になるのも当然でしょう。

しかし、実は体内にあるコレステロールの約80％は体内で産生され、食事からの影響は約20％程度。さらに、体内のコレステロールの量は一定に保たれるように肝臓でコントロールされているので、ある程度の量なら食事から摂取しても問題はありません。

とはいえ、どんな食品もバランスよく食べるのが理想ですので、「**基礎疾患のない健康な人は、卵は1食1個まで（1日3個まで）、生活習慣病などの基礎疾患を持っている人は、卵は1日1個まで**」にしておくと安心です。

納豆は水溶性食物繊維と不溶性食物繊維をバランスよく摂れるうえに、ナットウキナーゼによる血栓予防効果も期待できるので、夕食で摂るのもおすすめです。ただし、**納豆を食べすぎると尿酸値が上がる人もいるので、1日1パックを目安**にしてください。

納豆は5～10分ほど常温に置くと、休んでいた納豆菌が活性化し再び発酵を開始します。このタイミングで食べることで栄養吸収率が高まるので、ぜひお試しください。

納豆以外で植物性たんぱく質を摂れるのは、豆腐、蒸し大豆などの大豆食品、枝豆、えんどう豆、そら豆などの豆類。また、たんぱく質の含有量は多くはありませんが、アスパラガスやブロッコリーなどの野菜からも摂ることができます。

日々の食事では、肉や魚介を中心に、プラスアルファとして卵と納豆、野菜類を摂り入れることで、たんぱく質や食物繊維の摂取量を底上げできます。

たんぱく質は動物性と植物性の特徴を知って上手に摂る

前項で、動物性たんぱく質と植物性たんぱく質は、長所や短所を補い合うためにも1：1のバランスで摂るのが理想だと解説しました。つまり、それぞれの特徴を知っておけば、より効果に摂り入れることができるのです。

たとえば、「きちんと朝食を食べているのに、すぐにお腹が空いてお腹がグーと鳴る」なら、動物性たんぱく質よりゆっくり吸収される植物性たんぱく源の納豆や豆腐などを摂ることで、満腹感を長く持続できます。

「筋トレ後、スピーディーにたんぱく質を吸収したい」なら、消化吸収率が約90％で速く吸収される動物性たんぱく源のゆで卵や蒸し鶏などを摂ることで、運動による筋肉の分解を防ぐことができます。

また、**動物性たんぱく質は必須アミノ酸の含有量が多く、体内での合成促進力が高いため、筋肉を増強したい人にぴったり。植物性たんぱく質は脂質が少なく、脂肪燃焼効果が**

高いため、体脂肪を減らして体を引き締めたい人にぴったりです。

それぞれの特徴をまとめておくので、目的に合わせて取り入れてみてください。

動物性たんぱく質と植物性たんぱく質の特徴

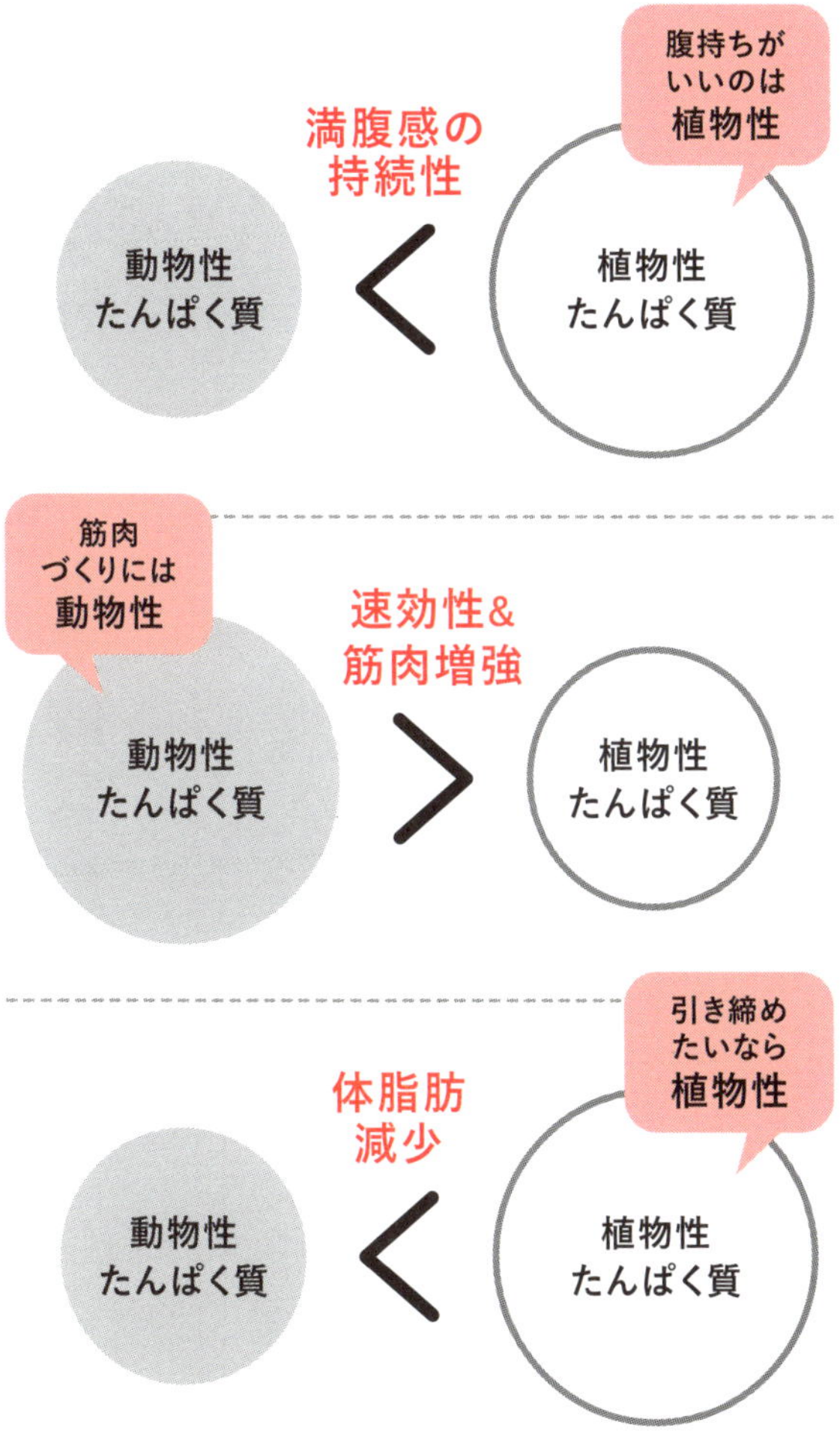

5 実践

コレステロールは超重要！ 基準値を超えても下げなくていい

最初にぶっちゃけます。**基準値を超えたからといって、むやみに悪玉コレステロール値（LDL）を下げないで！ それくらいコレステロールは体にとって重要な成分**です。

コレステロールは体の細胞やホルモンの材料です。体中の細胞の細胞膜、「やる気ホルモン」と呼ばれるステロイドホルモン、皮膚でつくられるビタミンD、脂肪を分解する胆汁、これらはすべて、コレステロールなしではつくることができません。

コレステロール値を下げようとして、コレステロールが多いといわれる肉や卵などを控えるようになった高齢者の多くは、はつらつさを失っていきます。その人たちの血液を調べると、たんぱく質が不足し、コレステロール値が低いケースが多く、この状態が続くと「老人性うつ」や「やる気なし症候群」になるケースも……。

加齢とともにコレステロール値が高くなるのは、体の機能が低下しても元気に過ごせる

ように体に備わった仕組みです。特に女性の場合、年齢とともに女性ホルモンの分泌量が減り、それを補うために悪玉コレステロールが増えるのは自然なこと。だから、肉や卵を控え、薬を飲み続けてまでコレステロール値を下げないでほしいのです。

それなのに、コレステロール値を下げようとする人がとても多いのは、「コレステロールが動脈硬化の原因」といわれているせいでしょう。

しかし、「**動脈硬化の本当の原因は血管の炎症**」という報告もあります。高血糖、喫煙などによって血管に炎症が起こると、炎症を修復しようと悪玉コレステロールが集結し、その結果、血液中の悪玉コレステロールが増えるのです。つまり、動脈硬化が起こった際に悪玉コレステロール値が高くなるのは、血管の炎症を修復するためであり、薬で血管の修復作業の邪魔をするのは大きな矛盾だという研究結果も出てきています。

動脈硬化の根本的な原因である血管の炎症は、腸漏れの原因と同じですから、**腸漏れ対策を実践し、たんぱく質を十分摂ることで動脈硬化も予防できる！** 私たちはそう考えています（ただし、心臓疾患歴がある人は、ある程度コレステロール値を下げておく必要があるので、医師の指導に従ってください）。

Talk Room

とても大事なうんちとおならの話

Dr.平島
「うんちは浮いたほうがいいですか、それとも沈んだほうがいいですか？」と、患者さんからよく聞かれますよね。

Dr.秋山
私は「うんちの浮き沈みだけでは判断できません」と答えています。

Dr.平島
そうですよね、一般的に健康的な人のうんちは85％が沈み、15％が浮くといわれていますし。ですが、うんちにはたくさんの情報が詰まっています！

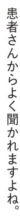

Dr.秋山
平島先生は、うんちの何をチェックしますか？

Dr.平島
私は硬さとにおいをチェックします。私のチェック方法を紹介しますね。

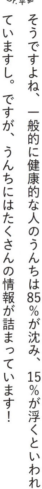

❶ 少ないうんち＝たんぱく質&食物繊維不足

たんぱく質&食物繊維が不足していると、うんちのカサが減り、小さくなる

❷ 硬いうんち＝水分不足

緑茶、コーヒー、紅茶、ウーロン茶などは利尿作用が強いため、飲みすぎると水分がすぐに尿で出てしまい、うんちが水分不足で硬くなり、便秘の原因になる

❸ コロコロうんち＝食物繊維不足

コロコロのうんちは食物繊維不足、そして水分不足の証。便秘の原因になる

❹ ふっくらして1本につながったうんち＝食物繊維が十分摂れている

ふっくらとしていて1本につながって出てくるうんちは食物繊維が摂れている証。お尻を拭いたときにトイレットペーパーにうんちがつきにくいのも特徴

❺ 臭いうんち＝腸内で腐敗が発生

臭い＝腐っているということ！　腸内環境が悪化し悪玉菌が多くなっている

❻ 黒いうんち＝胃や十二指腸から出血している可能性あり！

黒いうんちが出たら、胃や十二指腸から出血している可能性あり。絶対に放置せ

ず、すぐにかかりつけ医や消化器内科、胃腸内科へ！

❼ 黄褐色のうんち＝健康

健康なうんちは黄褐色。胆汁色素の影響で黄緑色になることもある

❽ 濃褐色のうんち＝便秘、肉食過多

便秘で便が腸内に長時間留まった場合や肉食に偏った場合は濃褐色になる

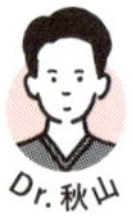

うんちと食物繊維の関係はイメージしやすいですが、**たんぱく質不足でうんちの量が減る**ことも知っておいてほしいですね。うんちのカサが減ると腸のぜん動運動が低下、消化力、栄養吸収力が低下するという悪循環も待ち受けています。

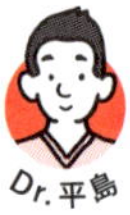

あと、患者さんから「ガスが出すぎるのは腸内環境がよくないってことですか？」「おならは出したほうがいいですか？」とよく聞かれます。

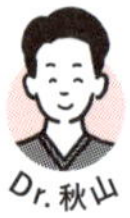

おならの正体は、飲み込んだ空気と腸内細菌が発酵するときのガス。生理現象な

ので、おならの多発は、恥ずかしいことでも悪いことでもありません。

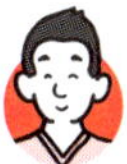
Dr.平島

我慢するのが一番よくないですね。誰でもするんですから、気にせず出しちゃってください。いつおならをしてもにおいが気にならないくらいになれば理想的！　私も、秋山先生もおならが臭くないから、いつでもどこでもしちゃいます（笑）。

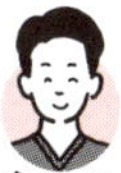
Dr.秋山

たしかに！　**おならは出すぎることより臭いほうが問題あり**です。たまに臭いくらいなら気にしなくていいですが、**おならがいつも臭いなら、間違いなく腸内環境が悪い**。おそらく腸内で腐敗発生中です！　食物繊維は十分摂れているか、水分は摂れているか、要チェックです。夜遅くに炭水化物をたくさん摂るとガスが溜まりやすくなりますから、振り返って改善してくださいね。

6 実践

筋肉や美肌をつくるためには たんぱく質+αが必須!

体をつくっているメインの材料はたんぱく質ですが、**たんぱく質だけを強化すれば万事OKではありません**。

体の中では、さまざまな酵素や食事で摂り入れた栄養素などが化学反応を起こし、たんぱく質をアミノ酸にまで分解して腸から吸収し、再びさまざまな栄養素などと化学反応を起こして合成し、体の各組織へとつくり替えられます。

私たちの体の中はまるで壮大な化学工場。筋肉、美しい肌、健康な腸など、体中の組織をつくるためには、この工場で使う材料、つまり栄養素を調達しなくてはならないのです。材料が足りない！　困った！　そんなトラブルは避けなくてはいけない。そう思えば、日々の食事に対してやる気や使命感が湧いてきませんか？

では、どんな栄養素が必要で、どんな食品に含まれるのかを164ページにまとめたので、チェックしてみてください。ピックアップしてみると身近な食品が多いと感じます。組み合わせていろいろな料理を作れそうですし、外食のメニュー選びにも役立ちます。

また、美肌づくりのために、コラーゲンをせっせと摂っているという人がいますが、筋肉の合成がスムーズに行えるくらい栄養素が摂れていれば、自然と肌も髪も健やかになるはずです。そもそも、**コラーゲンの正体はたんぱく質。わざわざコラーゲンを摂らなくても、たんぱく質がしっかり摂れていれば、材料は足りている**わけです。食事で摂ったコラーゲンは、たんぱく質と同様に分解されて体の各組織の材料になりますから、コラーゲンがそのまま体内でコラーゲンになるなんていう魔法はないのです。

体の中の化学工場がさまざまな栄養素を使って、あらゆる組織をせっせとつくってくれていることを忘れずにいてください。

体内でのコラーゲンの合成に欠かせないのはビタミンCです。たんぱく質を十分に摂っていても、ビタミンCが不足しているとコラーゲンをスムーズにつくることができず、肌のハリが失われます。もちろん、**ビタミンCは筋肉の合成にも必須**ですから、毎日コツコツ摂り入れましょう。

に必要な栄養素

＋ 体の材料になる

葉酸

［おすすめ食材］

- ほうれん草
- アスパラガス
- ブロッコリー
- アボカド
- 枝豆
- ピーナッツ

など

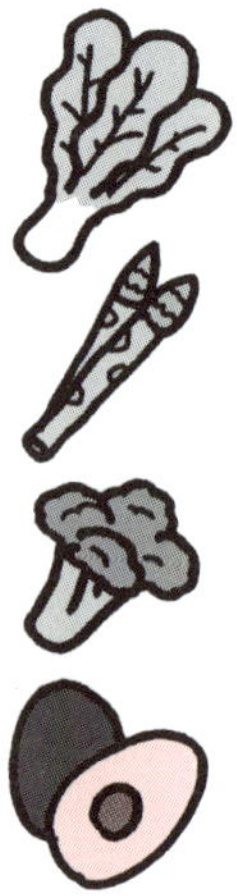

ビタミンB6

［おすすめ食材］

- 鶏むね肉
- まぐろ
- 鮭
- レバー
- アボカド

など

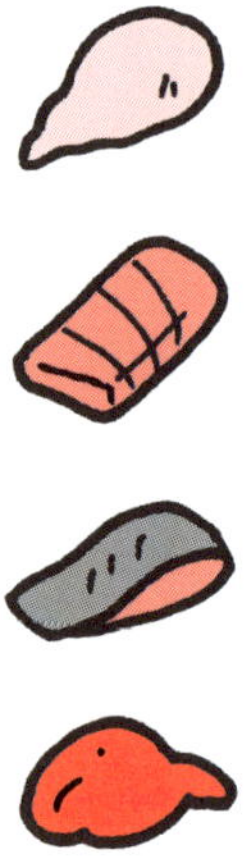

たんぱく質

［おすすめ食材］

- 肉
- 魚介
- 卵
- 大豆食品

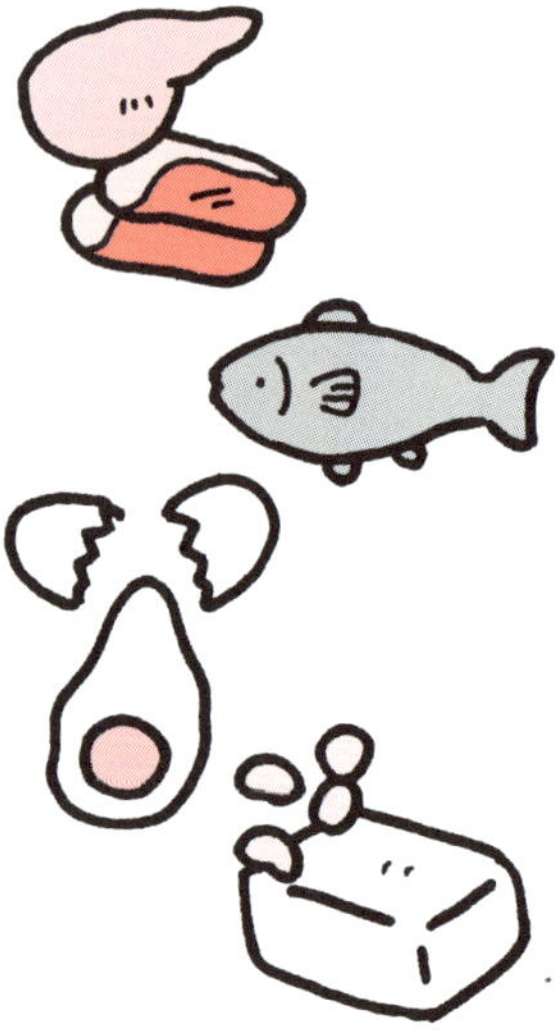

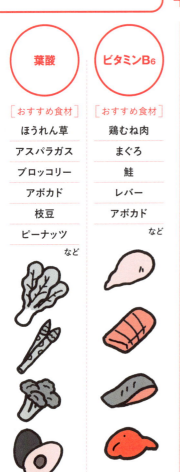

たんぱく質合成

たんぱく質合成に必須

亜鉛	マグネシウム	ビタミンC	ビタミンD
［おすすめ食材］	［おすすめ食材］	［おすすめ食材］	［おすすめ食材］
牡《か》蠣《き》	納豆	アセロラ	あんこう（肝）
かに	しらす	赤ピーマン	しいたけ
さば	いわし	パプリカ	鮭
いわし	あさり	ブロッコリー	さば
レバー	アーモンド	カリフラワー	しらす
牛肉	ごま	ゴーヤ	さんま
羊肉	など	キウイフルーツ	かれい
卵		柿	きくらげ
など		いちご	など （122ページも参照）
		など	

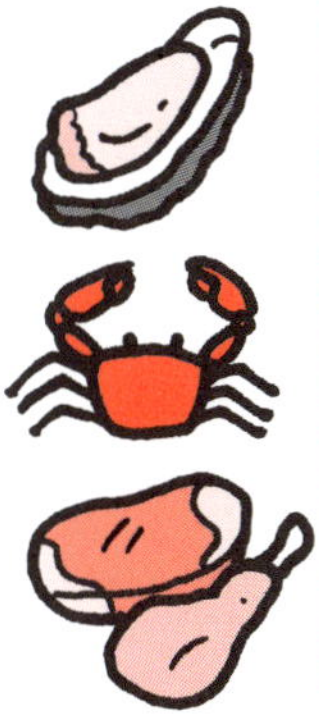

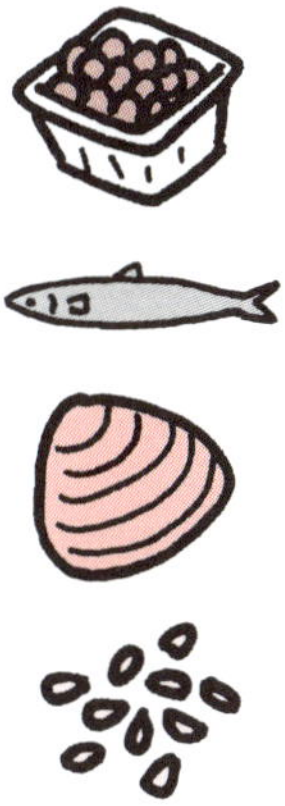

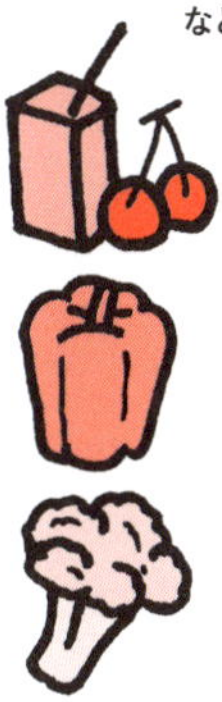

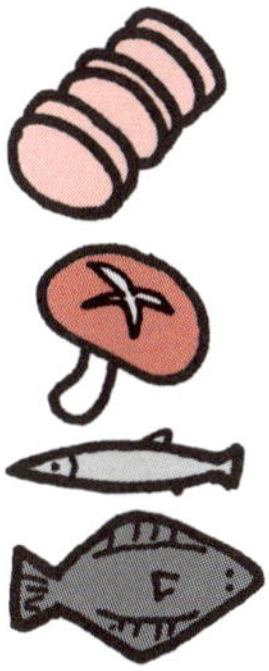

7 実践

なんとなくだるい……を解消する たんぱく質＋鉄、ビタミンB群の摂り方

私たちは、**疲労対策の基本は「たんぱく質＋鉄、ビタミンB群」**だと考えています。だから、なんとなくだるい、疲れが取れない……というときこそ、意識してたんぱく質をしっかり摂り、鉄、ビタミンB群も十分に摂るよう心がけてください。腸漏れ対策と並行して実践すれば、疲労対策だけでなく、老化予防にもつながります。

鉄とビタミンB群は、体内の化学工場で行っている〝代謝を回すコイン〟のようなものです。コインをチャージすれば代謝が促進され、コインが切れれば代謝が低下し、細胞の生まれ変わるリズムも、エネルギーの産生力も低下してしまいます。

ビタミンB群は8つの種類があり、ビタミンB_1、B_2は糖質、脂質の代謝に不可欠。ビタミンB_6、葉酸はたんぱく質の代謝、体内での合成に不可欠です。どれかひとつでも極端に不足すると、三大栄養素の代謝が全体的に低下してエネルギー産生力が低下します。たん

ぱく質の合成もスムーズに行われなくなって筋肉量が減少。筋肉量が減少すれば、さらにエネルギー産生力が低下して疲れやすくなるという悪循環が待っています。

鉄は赤血球中にも含まれ、酸素を運搬する働きを担っているため、不足すると体中の細胞への酸素の運搬力が低下し、疲労や老化が加速。さらに、動物性食品に含まれるヘム鉄は、たんぱく質と結合しているため、たんぱく質不足が鉄不足を招くというケースがとても多いのです。

それほど重要であるにもかかわらず、たんぱく質も鉄もビタミンB群も不足している人はとても多く、比例するように疲れている人も多いと感じます。

疲れた現代人のための鉄とビタミンB群を効率よく摂るコツを紹介しますので、ぜひ実践してみてください。

鉄を効率よく摂るコツ

鉄には、動物性食品に含まれる「ヘム鉄」と植物性食品に含まれる「非ヘム鉄」があります。どちらも栄養素としては同じ鉄ですが、吸収率がとても低く、**ヘム鉄は10〜30%、非ヘム鉄は5%以下しか吸収されません**。

しかも体内の鉄は1日1㎎が汗や便で排泄されており、月経のある女性は、月経時には1日2㎎ほどの鉄が排泄されてしまうため、女性の鉄不足はさらに多いのです。

まずは日々の食事でできるだけ多く摂るよう心がけ、吸収率が上がる食べ方を実践しましょう。

❶ ヘム鉄を多く含む食材をしっかり摂る

植物性食品に含まれる非ヘム鉄は5%以下しか吸収されないため、動物性食品に含まれるヘム鉄をしっかり摂ることが大切。

・ヘム鉄を多く含む食材……肉、レバー、貝類（特にあさり）、しらす、さば、いわし、

ししゃもなど

・非ヘム鉄を多く含む食材……レンズ豆、インゲン豆、小豆などの豆類、納豆、厚揚げなどの大豆食品、小松菜、ほうれん草、かぼちゃの種など

❷ たんぱく質と一緒に摂る

たんぱく質と結合しているヘム鉄を摂ることで非ヘム鉄の吸収率が上がる。つまり、肉やレバー、魚介類と大豆食品や野菜を一緒に摂ることで吸収率が高まる

❸ 鉄鍋、鉄フライパンなどを使う

調理用具からヘム鉄が溶け出し、料理中の鉄が増加する。鉄の鍋やフライパンが扱いづらい場合は、黒豆を黒く仕上げるために用いる鉄玉や鉄クギ（布で包むなどしてケガをしないように注意）を入れて調理するのもおすすめ

❹ 酸味のある食材と一緒に摂る

酢や柑橘《かんきつ》類、梅干し、トマトなど、クエン酸を含む食材と一緒に摂ると、ヘム鉄、非ヘム鉄がともに溶け出して吸収しやすくなる

❺ ビタミンCと一緒に摂る

ビタミンCを多く含む野菜や柑橘類などと一緒に摂ると、ヘム鉄、非ヘム鉄の吸収率が上がる。肉料理や魚介料理にレモンをしぼったり、豆腐と生野菜を合わせたサラダなどがおすすめ

❻ 吸収を妨げるものと一緒に摂らない

鉄強化メニューのときは、タンニン（紅茶、お茶など）、加工食品に含まれるリン酸ナトリウムなどを控える

鉄のサプリメントの選び方と活用法

鉄は食事から摂るのが基本です。そのうえで、不足分をサプリメントで補給するというふうに考えましょう。しかしながら、食事だけでは鉄が不足している方が多いのが現状という事実もあります。

サプリメントで補給する鉄の量は、吸収量と排泄量を天秤《てんびん》にかけたとき、トントンになるくらいが目安です。

ヘム鉄のサプリで1日5mgを摂った場合、吸収率が20％とすれば吸収されるのは1mg。**非ヘム鉄のサプリで1日20mg**を摂った場合、吸収率が5％とすれば吸収されるのは1mg。これで、排泄分は補えます。これくらいの摂取量を目安にするのがいいと思います。ただし、月経がある女性は、普段からこの倍量の補給が必要となります。食事での摂取量を増やすなどしてこまめに摂るよう心がけてください。

鉄は重要な栄養素であるにもかかわらず、健康診断の項目に鉄の状況がわかる項目は少ないのが現状です。一般的な血液検査や健康診断の結果で鉄の状況を推測できるのは「MCV（平均赤血球容積）」の数値です。

MCVとは「赤血球1個あたりの平均的な大きさ」。つまり赤血球に十分な量の鉄が含まれているかを見ることで、体内の鉄量を推測できるというものです。

MCV値の正常値は85～102fL《フェムリットル》。高値となる原因はたくさんありますが、低値になる原因は鉄欠乏しかないといわれていますから、数値が低い場合は要注意。MCVが92fL以下であれば、鉄が欠乏していると考えてよいでしょう。

MCVの値は、健康診断や献血時の血液検査でも必ず入っている項目ですから、結果をもらったらぜひチェックしてみてください。

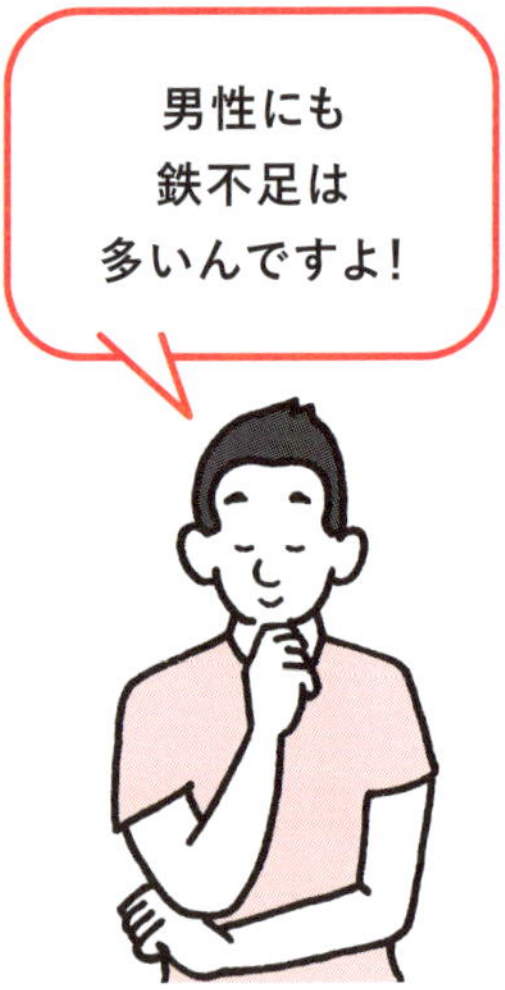

ビタミンB群を効率よく摂るコツ

ビタミンB群はビタミンB_1、ビタミンB_2、ビタミンB_6、ビタミンB_{12}、葉酸、ナイアシン、パントテン酸、ビオチンの８種類の総称です。すべて水溶性なので体内に貯蔵することができず、使われないぶんは排泄されます。また、**加工食品や精製食品は製造の過程でビタミンB群の含有量が減る**ため、これらを摂ることが多い人は不足傾向にあります。

また、**ストレスが多い人も要注意**。ビタミンB群は神経伝達物質の産成にも関わるため、ストレスによって神経が過敏になっていると消費量が増えます。ビタミンB群は糖質の代謝やアルコールの解毒にも欠かせないため、**糖質過多、多量飲酒によりビタミンB群の消費量が増える**と、ますますビタミンB群不足が加速してしまいます。

次ページでビタミンB群を無駄なく、効率よく摂るためのコツを紹介しますので、日々の食事でぜひ実践してみてください。

❶ ビタミンB群を多く含む食品を摂る

特に意識したいのは代謝やたんぱく質の合成に欠かせないビタミンB_6、ビタミンB_1、ビタミンB_2、葉酸を含むもの。

・おすすめの食品……肉類全般、レバー、まぐろ、かつおなどの赤身魚、貝類、卵、納豆、玄米、エリンギ、ブロッコリー、ニンニク、シシトウ、アボカド、アスパラガス、ほうれん草、バナナ、いちごなど

※玄米は、1日3食のうち1回食べるのがおすすめ。ビタミンB群摂取量の底上げにつながる

❷ こまめに摂る

ビタミンB群は体内に貯蔵できないので、毎日、毎食、こまめに摂ることが大切

❸ 1種類ではなく複数種類を合わせて摂る

8種類あるビタミンB群は、お互いが作用し合うことで体内で働ける形（活性型）に変換され、体内で機能を発揮する。そのため、いろいろな食品を合わせて摂ることで体内でスムーズに働くことができる

④ 水に浸さず調理する

ビタミンB群はすべて水溶性。カットして水に浸けると断面からビタミンB群が溶け出すので、茹でたり煮たりするより、生、焼く、炒める、蒸す、電子レンジ調理がおすすめ

⑤ 加工食品や精製食品を摂りすぎない

製造の過程でビタミンB群が失われ、含有量が減るため、加工肉などの加工食品や白砂糖、精製塩、白米、白いパンやうどんなどの精製食品の摂取を控えめにし、精製度が低い黒糖、きび砂糖、天然塩、玄米や雑穀米、全粒粉などを摂り入れる

繰り返しますが、食べ物はバランスが大事です。体にいいと聞いたからといって同じものばかりを食べていては、たんぱく質をはじめとする栄養素全体の吸収率や代謝の低下につながります。**いろいろな種類を摂ることで栄養バランスがよくなるだけでなく、作用し合って相乗効果が生まれる**ケースがとても多いのです。

8 実践

運動後の「マイオカイン」がたんぱく質を使って体をメンテナンス！

「もう歳だし運動は無理。自分には関係ない」と思わないでください。**何歳になっても運動の効果は確実にあります**。近年では、軽めのスクワットや速歩きのウォーキング、さらに食事の際の咀嚼《そしゃく》によっても、筋肉、脳、骨、血管、腸などに、さまざまなよい影響を及ぼすことがわかってきました。

そのカギを握るのが「マイオカイン」という物質です。**マイオカインは筋肉の運動によって分泌されるホルモン（神経伝達物質）の総称**で、現在約30種類以上が確認されています。それぞれ働きが異なり、**体のあらゆるところに働きかけることから「万能ホルモン」と呼ばれています**。体の機能が低下してくる50歳以上にとっては、まさに救世主のような存在なのです！

まずは、マイオカインのすごい効果を紹介しましょう。

マイオカインのすごい効果

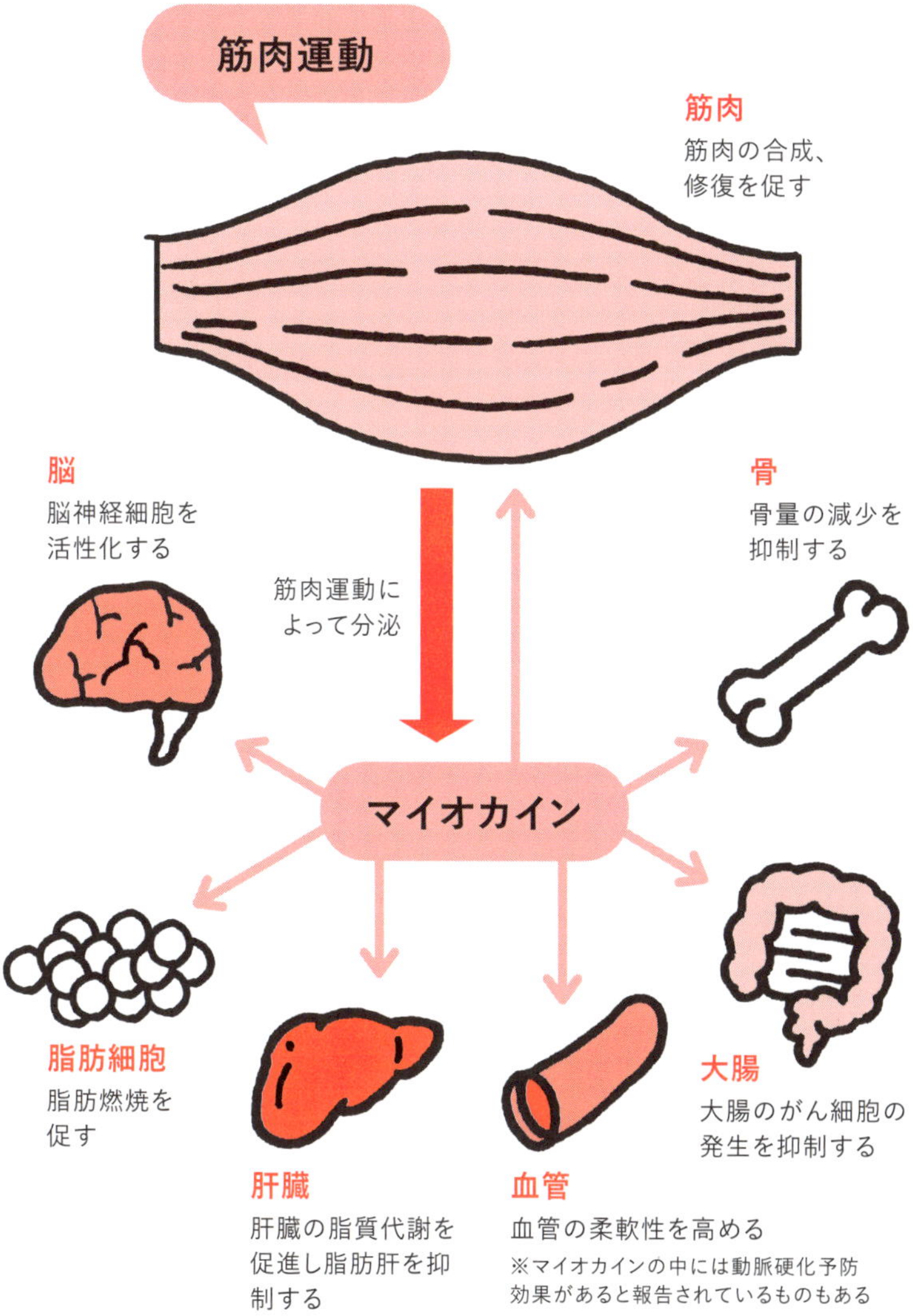

まさに万能の働きです。活用しない手はありませんよね。

マイオカインを分泌するのにハードなトレーニングは必要なく、一定の運動量を超えたらそれ以上分泌しないということもわかっています。

特に有効なのは下半身の大きな筋肉の運動ですから、ちょっとキツイと感じる程度のスクワットで十分。大股での速歩きウォーキングも効果があるので、1日10回×3セットのスクワットと、30分程度の大股での速歩きウォーキングを日課にするのがおすすめです。

無酸素運動のスクワットの後に有酸素運動のウォーキングを行うことで、体脂肪の燃焼が促進されるので、「脂肪が燃えている！」と感じながら歩いてみましょう。ダラダラ歩きでは効果がないので、大股で速歩きを心がけてください。外を歩くのは気分転換になりますし、ストレス解消にもつながるでしょう。

もうひとつおすすめしたいのが、とにかくよく嚙むこと。**咀嚼筋の運動でもマイオカインが出ることがわかっている**ので、食事のときはぜひよく嚙んでください。足腰が痛くて運動するのが難しくても、よく嚙むだけなら実践しやすいでしょう。唾液の分泌も促されるので、消化・吸収が促進され、腸ケアにもつながります。

運動をしてマイオカインを分泌させたら、その効果を最大限に生かすために、しっかりとたんぱく質を摂取する必要があります。マイオカインは摂取したたんぱく質を使って体のケアをしてくれますから、不足は禁物です。

たんぱく質の摂り方のポイントは、運動をしたときだけしっかり摂るのではなく、その後もしっかり摂ること。以前は、成長ホルモンの分泌に合わせて「筋トレ直後はたんぱく質補給のゴールデンタイム」と言われていましたが、それだけでは不十分です。なにしろ、マイオカインは30種類以上もあり、筋トレ後、長時間にわたってゆるゆると出続けるものもあります。

せっかくのマイオカイン効果を無駄にしないためにやるべきことは、1日3食、ときには間食も上手に活用してたんぱく質を摂り入れること。つまり、特別なことは必要ありません。しっかりとたんぱく質を摂り、運動をするだけで、たんぱく質は効率よく使われるということです。

毎日できる!
“マイオカイン運動”

摂り入れたたんぱく質を有効活用するために、
“マイオカイン運動”を習慣にしましょう。
筋肉が動いていることを意識して無理のない範囲で行ってください。

速歩きウォーキング

30分

歩幅は大きく速歩きをすることで下半身の筋肉がしっかり動く。腕を大きく振れば歩幅も自然と大きくなります

スクワット

10回×3セット

両手を前に出してバランスをキープ。椅子に座るイメージで腰を落とし太ももが床と平行になったら立ち上がる

スクワットの後にウォーキングがおすすめ

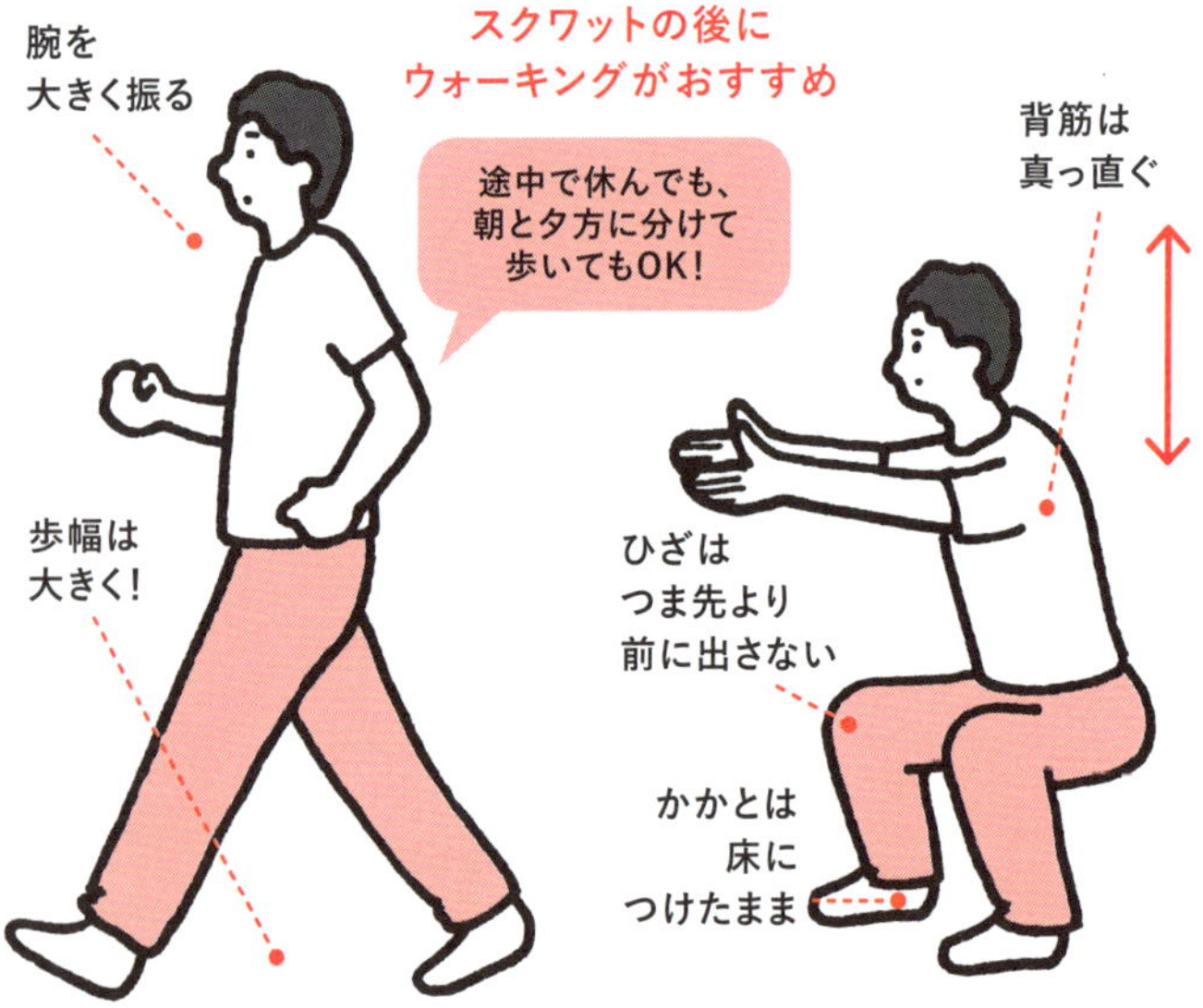
腕を
大きく振る
歩幅は
大きく!
途中で休んでも、
朝と夕方に分けて
歩いてもOK!
背筋は
真っ直ぐ
ひざは
つま先より
前に出さない
かかとは
床に
つけたまま

咀嚼筋を意識して動かしましょう

歯を食いしばると頬のあたりで硬くなるのが咬筋、噛むたびにこめかみ周辺で動くのが側頭筋。食事の際はこれらの筋肉を動かすことでマイオカインが分泌されます

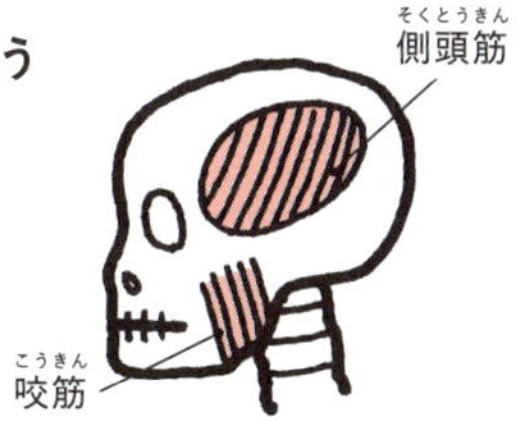

もっと手軽にできる!

椅子を使った“マイオカイン運動”

立ち座り運動

30秒

椅子に座り、立ち上がるという動作を、30秒間無理しない範囲で繰り返すだけでも効果あり！

椅子スクワット

10回×3セット

右ページのスクワットをするとバランスを取るのが難しい場合は、椅子の背に手を添えて行う

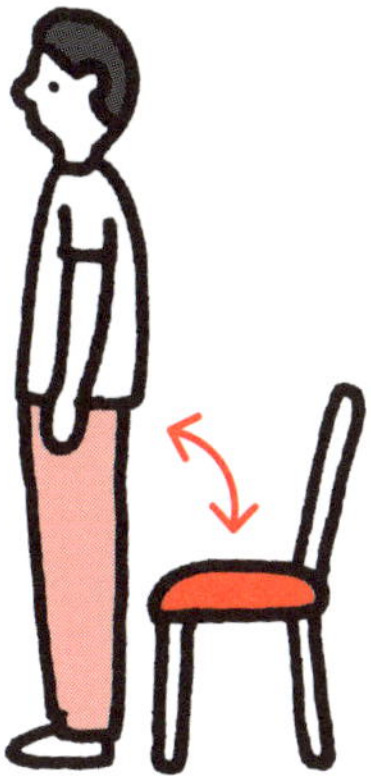

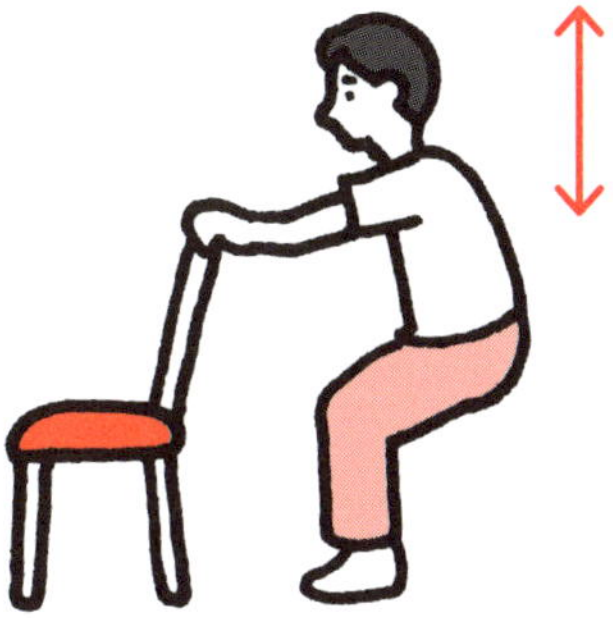

Talk Room

たんぱく質不足解消のためにプロテインを飲んだほうがいい？

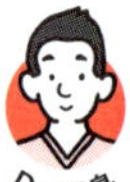

食事で摂りきれないたんぱく質を補うという意味では、プロテインは有効です。

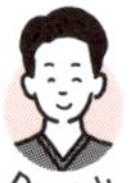

食事量が減ってくる高齢者は、たんぱく質が不足しやすくなりますから、プロテインで補うのはいいアイデアです。たんぱく質を強化することで筋肉量が減らないようにすれば、足腰の衰え予防にも役立ちますね。雑誌などで「プロテインは腎臓病を引き起こすので摂らないほうがいい」という論調を見かけますが、不足するたんぱく質を補うという観点からすると、プロテインの活用は有意義なことだと考えます。

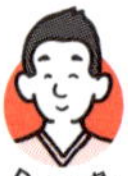

そうですね。栄養は食事で摂るのが基本ですが、食事だけでは不足しがちというのも現実です。食事が不規則になりがちな人も、プロテインでたんぱく質を補給

するのはおすすめです。実は私たちもプロテインを飲んでいます。朝食だけではたんぱく質を摂りきれないし、午前中の診察が14時ごろまで長引くことも珍しくないので、お腹も持ちません。でも、プロテインを飲んでおけば腹持ちがよいため、乗り切れます。

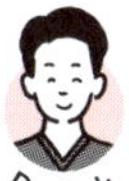
Dr.秋山

私は卵と納豆の朝食と、ホエイ（乳由来）＆ソイ（大豆由来）プロテインを飲んでいます。栄養成分をチェックして、ビタミンB群、ビタミンC、ビタミンA、ビタミンE、亜鉛、鉄が多く含まれていて、卵と納豆では摂りきれない栄養素を補えるものを選びました。痩せやすい体質なのですが、飲むと調子がいいので親にもすすめて家族で飲んでいます。

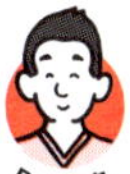
Dr.平島

私は大豆由来のソイプロテイン。いろいろ試した結果、一番飲みやすくて腹持ちがよかったのがソイプロテインでした。忙しい人におすすめです。

Dr. 秋山

平島先生は、プロテインダイエットも試されたんですよね？

Dr. 平島

はい、かなり昔に試してみましたが、まんまとリバウンドしました（苦笑）。プロテインダイエットって、プロテインを飲んだら痩せるというものではないんです。1食分をプロテインに置き換えるだけ。つまりカロリー制限です。摂取エネルギーが不足するので一時的に痩せますが、プロテインだけだと空腹感が半端ない！　筋肉から痩せていって代謝が落ち、結局は挫折して、リバウンド……。

Dr. 秋山

最悪の状況ですね。プロテインで栄養を摂った気になっているけど、実際はエネルギーが不足するわけですから。たんぱく質がエネルギー源として使われてしまい、体内のたんぱく質不足が加速する可能性もありますよね。やはりプロテインはあくまで補うためのもので、メインにしてはいけない。

Dr. 平島

そういえば、「プロテインを飲んでお腹の調子が悪くなった」という人がけっこ

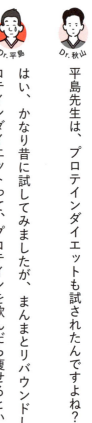

う多いですよね。原因は何でしょう？

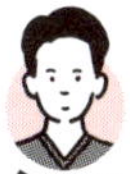
Dr.秋山

主な原因は3つあります。

❶乳糖不耐症なのに、乳由来のホエイプロテインを飲んでいる

ホエイプロテインにも乳糖が含まれているので、乳糖不耐症の方が飲むと腸に悪影響が及ぶ可能性があります。日本人の9割は乳糖不耐症だといわれていますから、体に合わない人も多いはずです。お腹の調子が悪くなるということは、腸漏れを起こしている可能性大です。飲むのをやめて、乳糖を極限まで除去したWPIホエイプロテインやソイプロテインにチェンジしてください。

❷人工甘味料が入ったプロテインを飲んでいる。

飲みやすくするために人工甘味料を使ったプロテインが非常に多いようです。人工甘味料は、お腹の張り、腸内環境の悪化を招くので、パッケージの原材料表記をチェックして、人工甘味料不使用のものを選んでください。

③ プロテインを摂りすぎて腸内環境が悪化している

プロテインは純度の高いたんぱく質。摂りすぎると当然たんぱく質過多になります。摂りすぎたたんぱく質は悪玉菌の格好のエサとなり、腸内環境が悪化してしまう可能性もあります。パッケージに記載された栄養成分表をしっかり確認し、飲む量を少なくしてみてください。プロテインはあくまで補助食品。食事内容によって摂るべき量が異なるので、自分に合う量を見つけましょう。

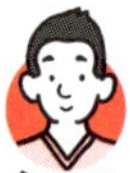

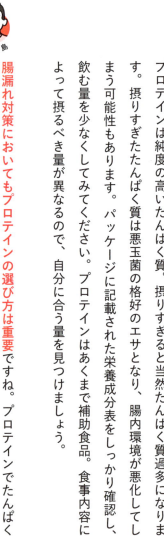

Dr.平島

腸漏れ対策においてもプロテインの選び方は重要ですね。プロテインでたんぱく質を強化しているつもりが、腸を傷つけて、じゃんじゃん漏らしちゃってるなんてことは避けなくてはいけません。

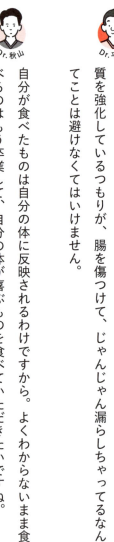

Dr.秋山

自分が食べたものは自分の体に反映されるわけですから。よくわからないまま食べるのはもう卒業して、自分の体が喜ぶものを食べていただきたいですね。

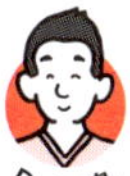

Dr.平島

あと、「プロテインはどれくらい飲めばいいですか？」という質問もとても多いです。はっきり言うと、何g飲んでくださいとは言えません。何度も言いますが、栄養は食事で摂るのが基本ですから、食事で摂りきれないぶんをプロテインで補うというふうに考えます。私の場合、朝のジョギング後に炭水化物少なめ、おかずメインの朝食を摂り、出勤後、診察前にプロテインを20g摂ります。朝食で卵、豆腐、納豆、肉も食べるので、食事で摂っているたんぱく質は約20g。合計すると朝に約40gのたんぱく質を摂っていることになりますね。

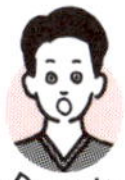

Dr.秋山

お～！　朝からしっかり摂ってますね。私は朝食で納豆と卵、ブロッコリーなどの野菜を食べて、プロテインで11gのたんぱく質を摂ります。合計すると30gくらい。これが自分にはちょうどいい量だと感じています。どれくらいプロテインで摂るのがいいかは、食事量や体質にも関係しているので、本当に人それぞれだと思います。**プロテインを活用する場合は、量を減らしたり増やしたりしながら、自分の体が調子がいいと感じる量を見つけていただきたい**ですね。

食べる量が減ってきた……そんなときのたんぱく質の摂り方

歳を重ねると食が細くなり、たんぱく質を摂りたい気持ちはあるのに食べられないという悩みを抱える人が増えてきます。40～50代でも、疲れやストレス、暑さなどの影響で食欲が低下することもあるでしょう。しかし、だからといって食事を抜いたり、極端に量を減らしたり、ごはんや麺、パンだけで済ますという食事を続けていると、間違いなくたんぱく質不足が加速。すると老化も加速し、脳、腸、筋肉、神経……あらゆる部分に悪影響が及びます。歳を重ねてからこの悪循環に陥ると、抜け出すのは大変です。「体づくりは1日にしてならず」。このことを肝に銘じて、日々の食事を大切にしてください。

食欲がないときこそ「たんぱく質ファースト」でいきましょう。たんぱく質摂取のコツは、なるべくやわらかい食材に風味をつけるなどの工夫をするとともに、小分けにして食べることです。ポイントをまとめたので紹介しましょう。

食欲がないときのたんぱく質摂取のコツ

❶ 小分けにして頻繁に食べる

1回の食事量が少なくても、食事回数を4回、5回に増やすことで総摂取量を増やすことが可能。1食分を少量にすることで消化時間が短くなるので、胃に負担もかかりにくくなり次の食事を摂りやすくなる

❷ やわらかいメニューを食べる

食欲がないときは噛むこと自体が心理的負担になることが多いため、やわらかい食材、やわらかくなるまで煮込んだもの、細かく刻まれたものなどを食べるのがおすすめ

❸ 風味を工夫する

好きな味つけや調理法を取り入れることで、食欲が刺激される

❹ プロテインを活用する

できるだけ食事でたんぱく質を摂ったうえで、プロテインを活用するのが賢明。プロテインを先に飲むと、お腹がふくれて食事が摂りづらくなるので要注意

食欲がないときに おすすめの たんぱく源&食べ方

辛味や酸味、旨味、香味をプラスするなどして、
食欲を刺激する工夫もしてみてください。
体を動かしてお腹を空かせるのも効果てきめんです!

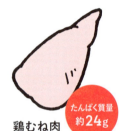

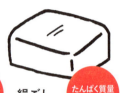

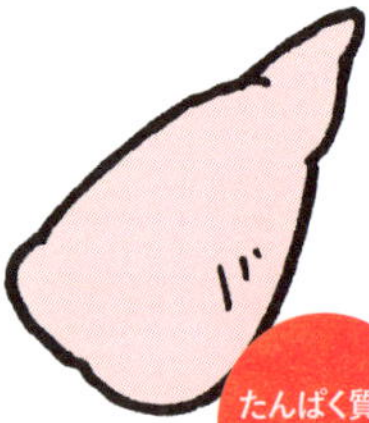

たんぱく質量 約24g

鶏むね肉

100g

低脂肪で高たんぱく質の優秀なたんぱく源。ゆで鶏や蒸し鶏など、やわらかく調理したものがおすすめ。ゆで鶏や蒸し鶏は作りおくと便利

[食べ方]

蒸し鶏、チキンサラダ、チキン入りスープ、チキンソテーなど

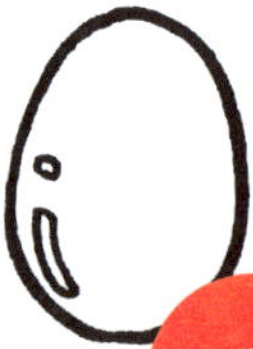

たんぱく質量 約6g

卵

1個50g

生卵や完全に火を通した卵より、半熟のほうが吸収率が高いので、胃腸が弱っているときは半熟卵や温泉卵がおすすめ

[食べ方]

半熟卵、温泉卵、親子丼、スクランブルエッグ、オムレツ、卵入りの味噌汁など

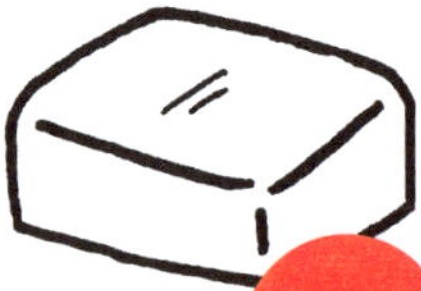

たんぱく質量 約5g

絹ごし豆腐

100g

植物性たんぱく質の優れた供給源。木綿豆腐より絹ごし豆腐のほうが柔らかく、消化もよいので、胃が疲れたときには◎

[食べ方]

サラダ、炒め物、スープ、冷や奴、温奴、湯豆腐、鶏むね肉入り豆腐鍋など

加工食品は腸漏れのリスクを上げる可能性大！

いわゆるプロテインバーやプロテインを強化したゼリー飲料、サラダチキンなどの加工食品は、たんぱく質が多く含まれていてとても魅力的です。しかし、必ずと言っていいほど合成添加物が使われており、さらに糖質過多、塩分過多であるケースが多いため、食べすぎると腸漏れのリスクを高めることになります。毎日摂取するのではなく、食事を摂る時間がない、小腹が空いときの嗜好品としてたまに活用する程度にしておきましょう。

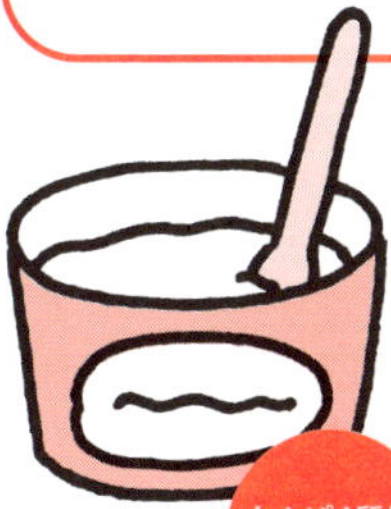

豆乳ヨーグルト

たんぱく質量 約8g

200g

大豆由来のヨーグルトなので乳糖不耐症の人でも安心。ヨーグルト特有の酸味が食欲を刺激する。無糖タイプを選ぶのがベター

［食べ方］

朝食や間食で、フルーツやはちみつを加えて食べるほか、スムージーなど

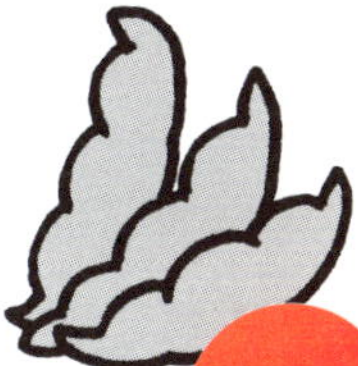

枝豆

たんぱく質量 約12g

100g

スナック感覚で食べられる高たんぱく質食品。食物繊維やビタミンB群も含む。冷凍枝豆を常備しておくと心強い

［食べ方］

ゆで枝豆、サラダ、枝豆卵スープ、枝豆スクランブルエッグ、枝豆混ぜごはんなど

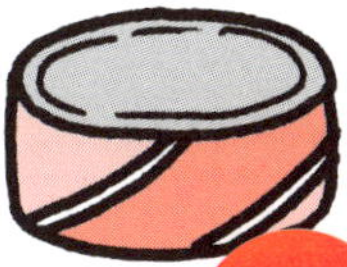

ツナ缶

たんぱく質量 約18g

100g

常備しておくと便利。オリーブオイルの風味を加えたり、ツナマヨにしたりキムチを加えたりして、食欲が増す味つけでどうぞ！

［食べ方］

ツナサラダ、ツナ奴、ツナと野菜の煮物、ツナチャーハン、ツナマヨごはんなど

⑩ 実践

〝12時間の空腹〟でたんぱく質の利用効率を上げる

私たちの体は飢餓《きが》を恐れます。体をつくるための材料や活動するためのエネルギー源が足りないと困るからです。そのため、体には飢餓を乗り切るためのシステムが備わっています。実は、このシステムを上手に利用して、たんぱく質の吸収効率を格段に上げ、体にたくさんのよい影響をもたらす方法があります。その方法が、認知症の予防や治療にも取り入れられている「ケトフレックス12／3《トゥエルブスリー》」という食事法です。

「ケトフレックス12／3」のルールはひとつ。

「1日のうちで12時間断食し、さらに就寝の3時間前までに夕食を済ませる」。

これだけで、飢餓の気配を察知した脳は、体内の脂肪を利用して「ケトン体」というエネルギー源をつくり出して蓄え、細胞は自らを分解、新生して自浄する「オートファジー」というシステムを発動。**細胞のターンオーバーが促進され、摂り入れたたんぱく質が有効**

に使われるという仕組みです。

「ケトフレックス12／3」のメリットは、たんぱく質を効率よく細胞のターンオーバーに使うことだけではありません。12時間の空腹によってつくり出されるケトン体は、エネルギー源になりますが、**糖のようにインスリンを使うこともなければ、血糖値を上げることもありません**。そのため、朝食で糖質を控えめにしてもエネルギー不足になることもなければ、血糖値が急上昇することもない。空腹で迎える朝食は、食べすぎを助長して高血糖に陥りやすいため、血糖値を上げないケトン体の効果は願ったり叶ったりです。

さらに、オートファジーによって**「脳内のゴミ」と呼ばれ、認知症を誘発するアミロイドβが減少します。これが「ケトフレックス12／3」が認知症予防に取り入れられている理由**です。

実践に際して課題となるのは、「12時間の断食」と「就寝の3時間前までに夕食を済ませる」をどのようなタイムスケジュールで行うかです。12時間の断食なんて無理だと思われるかもしれませんが、睡眠時間を利用すれば案外難しくないことがわかります。ただし、注意点が2つあります。

❶ 夕食後、血糖値が上がった状態で眠らない

高血糖の状態で眠ると、体を修復する成長ホルモンや睡眠に関わるメラトニンが働きにくくなります。これが「就寝の3時間前までに夕食を摂る」というルールの理由です。

❷ 早めの就寝で成長ホルモンを効率よく活用する

近年、何時に寝ても入眠後3〜4時間で成長ホルモンが分泌のピークを迎えるといわれていますが、私たちは早めに就寝して体内時計のリズムを整えることで成長ホルモンの恩恵を効率よく受けられると考えています。だから、19〜20時までに夕食を摂り、それから約3時間後、日付が変わるまでに就寝するのがベスト。早寝早起きは成長ホルモンの恩恵を生かす最高の習慣なのです。

「ケトフレックス12／3」は、**3日間続けることで体内の細胞が大幅に生まれ変わります。**胃、小腸の粘膜は約3日で生まれ変わりますから、腸内環境は確実によくなり、たんぱく質の吸収率・利用効率もますます上がるでしょう。

「ケトフレックス12/3」のタイムスケジュール例

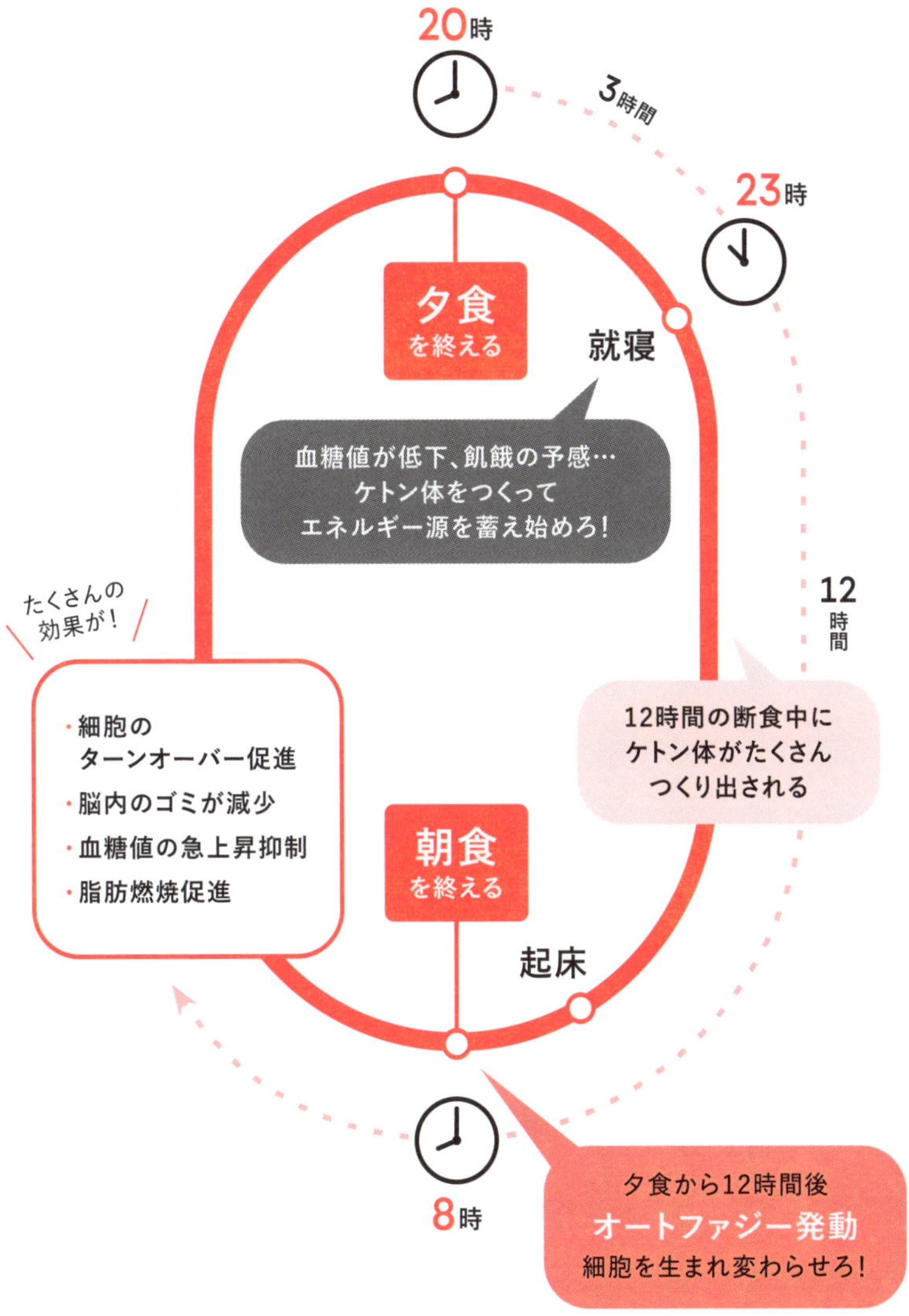

11 実践

居酒屋メニューは3ステップ作戦で最高のたんぱく質補給を！

たんぱく質を効率よく摂るためには、外食は敵にも味方にもなります。欲望に負けて、高脂肪、高糖質、濃い味つけのメニューばかりを食べ、お酒を飲みすぎていると、腸漏れが加速してたんぱく質をしっかり摂ることができなくなりますが、自炊では摂り入れるのが難しいメニューを食べるチャンスとも言えます。数人で居酒屋に行けば、おつまみをシェアすることができるので、食べる量をコントロールすることも可能。いろいろなものを食べて、たんぱく質の合成に欠かせないたくさんの栄養素を摂る絶好のチャンスなのです。

そこで私たちが提案するのは3ステップ作戦。この作戦を実行するだけで、自然とたんぱく質が摂れ、腸活までできる最高の作戦です！　次ページからはステップごとのポイントとおすすめメニューを紹介します。料理は1人分ずつきっちり食べるのではなく、皆でシェアし、いろいろな料理を少しずつ食べるのがバランスよく栄養を摂るポイントです。

STEP. 1

野菜・海藻料理で食物繊維を補給

最初に意識したいのが血糖値です。血糖値の急上昇を防ぐために食物繊維を摂れるメニューをチョイスしましょう。味つけがこってりしすぎず、シンプルなものを食べることで、塩分、糖質の摂りすぎを防げます。

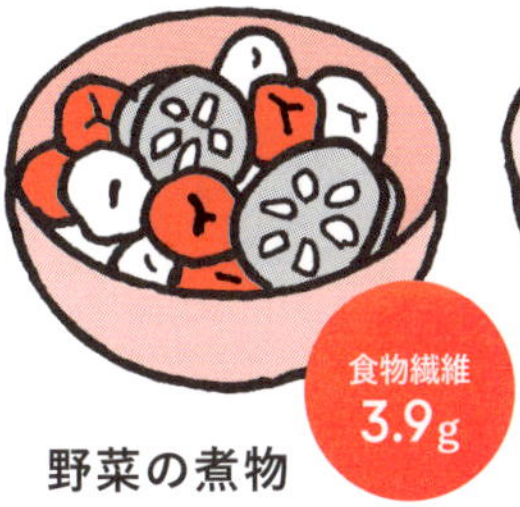

食物繊維
3.9g

野菜の煮物
（筑前煮、ラタトゥイユなど）

筑前煮1人分180g
たんぱく質9g
糖質:17g

大豆や鶏肉が入っているものならたんぱく質と食物繊維を同時に摂れる。根菜や大豆は噛み応えもあるので咀嚼運動でマイオカインも分泌される

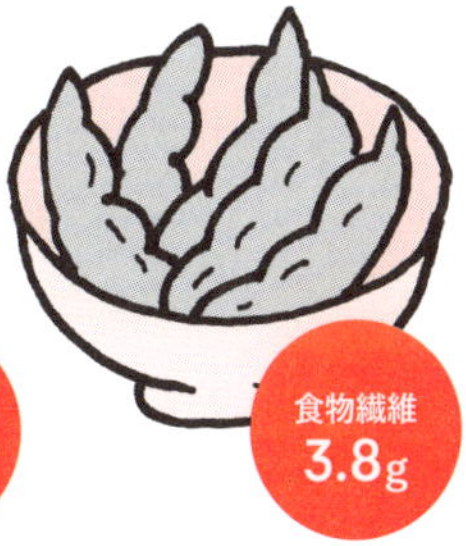

食物繊維
3.8g

枝豆

1皿140g
たんぱく質9g
糖質:3g

植物性たんぱく質と食物繊維が摂れる優れもの。必ず注文したい一品。ビタミンB群、ビタミンC、鉄、カルシウムなどを含み、たんぱく質の合成も促進

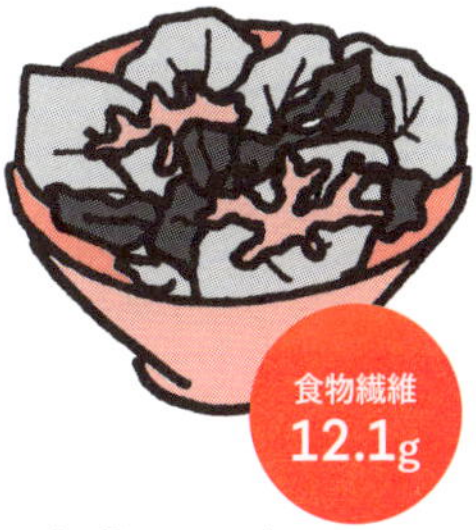

食物繊維
12.1g

海藻サラダ

1皿150g
たんぱく質6g
糖質:3g

最初に食べたい一品。海藻入りなら、鉄、マグネシウム、水溶性食物繊維などが補給できるのでさらにGOOD! 海藻類は酪酸菌のエサにもなる

[これもおすすめ!]

野菜サラダ	1皿150g	たんぱく質1g	糖質:3g	食物繊維1.6g
冷や奴	1人分110g	たんぱく質7g	糖質:2g	食物繊維0.9g
白菜キムチ	50g	たんぱく質1g	糖質:2g	食物繊維1.1g
ナムル盛り合わせ	100g	たんぱく質3g	糖質:3g	食物繊維3.1g

STEP. 2

盛り合わせ料理でたんぱく質を補給

次に食べたいのがたんぱく質です。刺身や焼き鳥などの盛り合わせは、いろいろな種類、部位のたんぱく源を摂れるのがメリット。焼き鳥や刺身などの盛り合わせをみんなでシェアしましょう。小麦粉やパン粉を使った唐揚げやフライは控えめに。

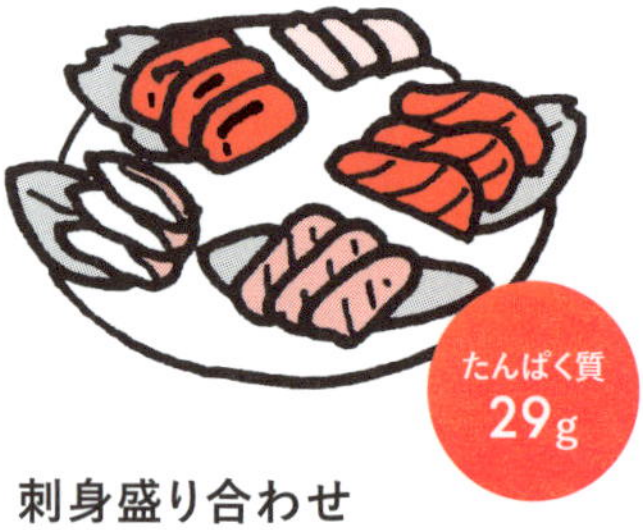

刺身盛り合わせ

1人分130g
糖質1g、食物繊維1.2g

たんぱく質に加え、ビタミンB群、ビタミンD、カルシウム、鉄、亜鉛などの栄養素もしっかりと摂れる。赤身、白身、貝類、イカ、タコなど種類が多い盛り合わせが◎

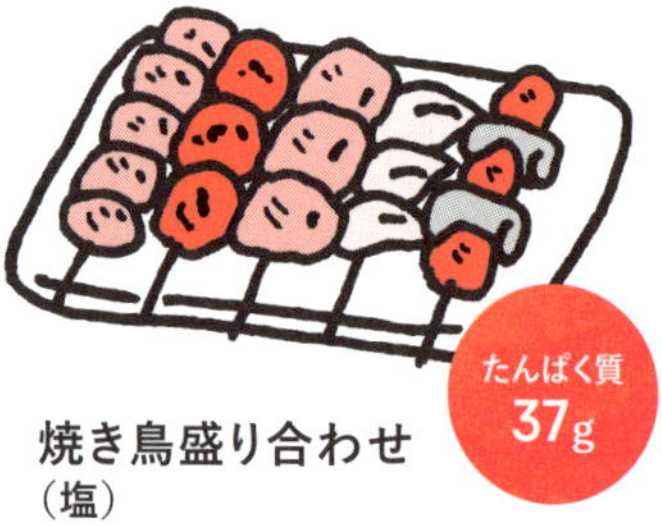

焼き鳥盛り合わせ（塩）

5本200g
糖質1.4g、食物繊維0.6g

鶏肉は、消化吸収率がよく、ビタミンB群、ビタミンA、鉄なども豊富。盛り合わせならささみ、レバー、砂肝などいろいろな部位の栄養を補給できる

［これもおすすめ！］

納豆オムレツ	1皿100g：たんぱく質24g　糖質4g　食物繊維3.0g
ホッケの開き	半身200g：たんぱく質34g　糖質0g　食物繊維0g
サバの味噌煮	半身100g：たんぱく質33g　糖質13g　食物繊維0g
チキンステーキ	1枚150g：たんぱく質25g　糖質1g　食物繊維0.2g
ゴーヤチャンプルー	1皿160g：たんぱく質13g　糖質4g　食物繊維3.8g
とんぺい焼き	1皿120g：たんぱく質24g　糖質7g　食物繊維0.8g
だし巻き卵	100g：たんぱく質11g　糖質1g　食物繊維0g

STEP. 3

鍋料理で食物繊維&たんぱく質を補給

最後は具だくさんの鍋がおすすめです。なかでも野菜、魚介、肉をすべて摂れる寄せ鍋は、たんぱく質補給も腸活もできる最高のメニュー。ここまで食べ進めればお腹は満たされているはずですから、〆の雑炊やうどんは食べず、血糖値の上昇阻止を貫きましょう！

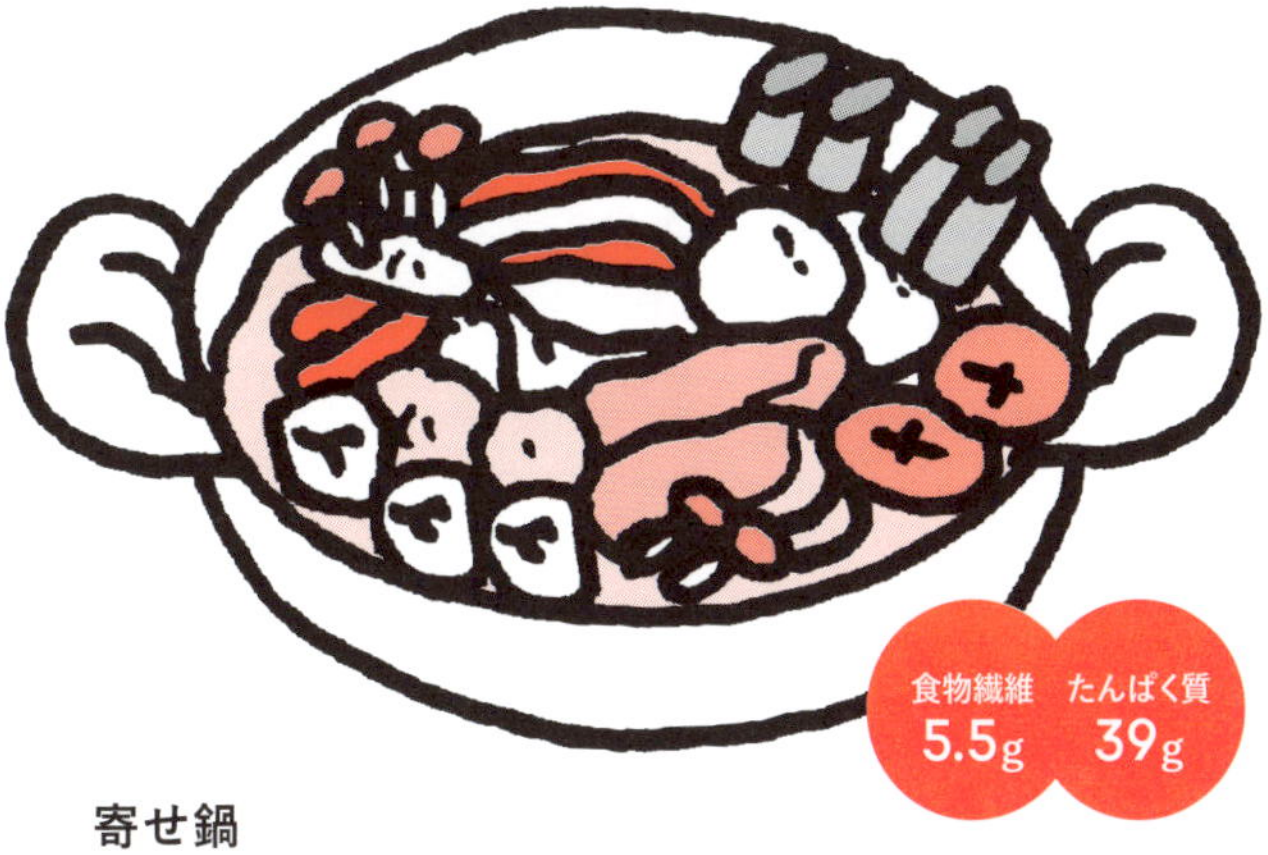

寄せ鍋

1人分330g
糖質9.8g

たんぱく質、食物繊維をバランスよく摂れるうえに、たんぱく質の合成に必要なビタミンB群なども摂れる最強鍋！　寄せ鍋がなければ、野菜もたんぱく源もしっかり摂れる鍋をチェック。肉と海鮮を使ったちゃんこ鍋、牡蠣鍋、海鮮しゃぶしゃぶ、石狩鍋など具だくさん系の鍋がGOOD！

[これもおすすめ！]

鶏の水炊き	1人分330g：たんぱく質32g　糖質11g　食物繊維6.5g
豚しゃぶしゃぶ鍋	1人分340g：たんぱく質33g　糖質11g　食物繊維6.0g

197～199ページの栄養データは『日本食品標準成分表（八訂）増補』をもとに計算

Talk Room

間食は、何をどう食べるかで敵にも味方にもなる！

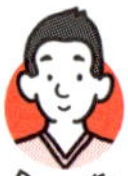

Dr.平島

「間食＝スイーツ＝糖質、だから食べないほうがいい」と思っている人が多いようですが、間食は悪いものではありません。何を食べるかで敵にも味方にもなります。

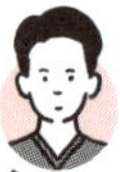

Dr.秋山

空腹になるとイライラすることもあるので、我慢せずに間食を活用したほうがいいと思います。私たちも診察の合間によく間食を摂ります。

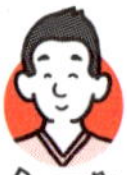

Dr.平島

おすすめの間食は高カカオチョコ！　チョコレートというと、太るんじゃない？と思われるかもしれませんが、高カカオなら糖質を摂りすぎることはありません。チョコなら何でもＯＫというわけではないので注意していただきたいですね。

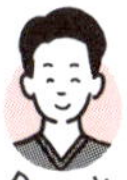
Dr. 秋山

カカオにはポリフェノールが豊富なので、細胞の老化や動脈硬化の予防、認知機能を高める効果を期待できます。ポリフェノールの効果は約2時間かけて上昇し、約4時間かけて下降しますから、**5gを4回に分けて食べれば長時間効果を得られます**。ただし、チョコレートは脂質や糖質も含むので食べすぎ注意です。

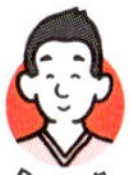
Dr. 平島

カカオに含まれるカカオプロテインもいい！　たんぱく質の一種ですが、小腸で吸収されず大腸に届き、腸内細菌のエサになり、腸内環境改善にも役立ちます。

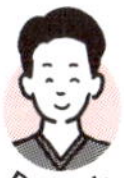
Dr. 秋山

セロトニンの材料になるトリプトファンが豊富なのもいいですね。脳内でセロトニンが分泌されれば、空腹時のイライラは軽減されます。セロトニンの90％は腸でつくられるので、脳と腸の相乗効果で認知機能にもよい影響を与えます。

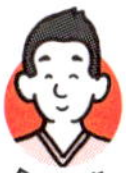
Dr. 平島

とはいえ、間食には楽しみの側面もあります。ストレスが溜まらない程度に自制しつつ、お気に入りのものを見つけていただくのが一番いいと思います。

おすすめの間食ベスト6

血糖値を上げにくいもの、腸漏れのリスクが低いものを選ぶのが基本。
食事で卵を摂っていないなら、ゆで卵もおすすめです！

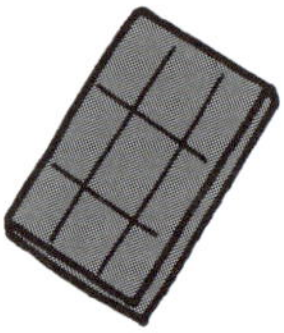

● 高カカオチョコ

抗酸化作用のあるカカオポリフェノール、腸内細菌のエサになるカカオプロテインを含有。動脈硬化の予防や腸粘膜の細胞の炎症改善、脳の活性化も期待できる

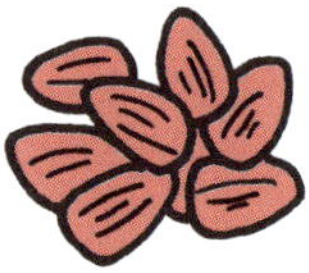

● アーモンド

腸内細菌のエサになる食物繊維が豊富。適量は片手のひらに乗るぐらい（約25g・23粒）。悪玉コレステロールの抑制に働く不飽和脂肪酸も多く含む

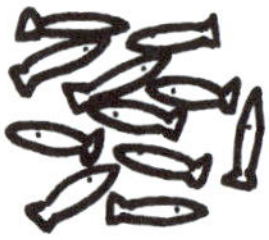

● 小魚

たんぱく質、鉄、ビタミンDも含有。不足しがちなカルシウムの補給にも◎。カルシウムはマグネシウムを含むアーモンドと一緒に摂ることで吸収率がアップ

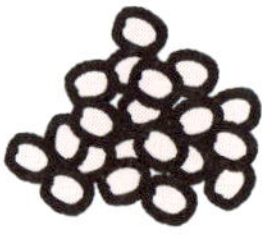

● 炒り豆

たんぱく質、食物繊維が摂れるので一石二鳥。噛み応えもあるので、咀嚼筋トレーニングの効果でマイオカインも分泌！（176ページも参照）

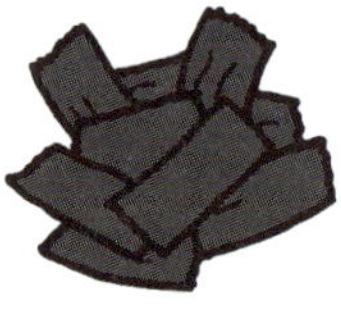

● おしゃぶり昆布

原材料、栄養成分表示をチェックして塩分、糖質が多くなければOK。昆布は食物繊維が豊富なので、野菜を摂れていないと感じたとき、便秘気味のときにおすすめ

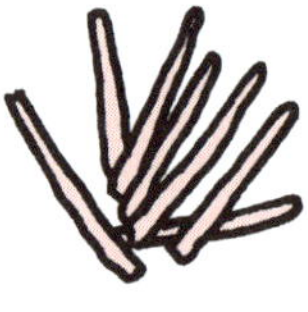

● あたりめ

疲労回復を後押しするタウリンが豊富。たんぱく質補給ができるうえに、噛み応えもあるのでマイオカインの分泌が促される（176ページも参照）

腸漏れ注意! 控えたい間食

腸漏れの原因になるものは完全に排除するのが理想ですが、
我慢のしすぎは禁物。「毎日は食べない」「たくさん食べない」をルールに、
嗜好品として適度に楽しみましょう。

間食は、何をどう食べるかで敵にも味方にもなる！

● 小麦粉を使ったもの	小麦粉を使った焼き菓子、ケーキ、パンなど。米粉やアーモンドプードルを使ったグルテンフリーのスイーツを選べばOK
● 乳製品	乳製品に含まれるカゼインが腸漏れの原因になる。ヨーグルト、チーズ、アイスクリーム、生クリーム、バターなどはできるだけ控えたい
● 白砂糖を多く含むもの	精製された砂糖はビタミンB群やミネラルが失われ、含まれる栄養はほとんどが糖。特に空腹時は血糖値が上がりやすいので要注意
● 人工甘味料を含むもの	人工甘味料は大腸で悪玉菌のエサになり、腸内環境を悪化させ、腸漏れの原因になる。パッケージの原材料欄をチェックしてアスパルテーム、サッカリン、サッカリンNa、アセスルファムKがあったら、いずれも控えるのが賢明。また、人工甘味料ではないが果糖ブドウ糖液糖（とうもろこしやいも類を原料とする甘味料）は、清涼飲料水などに多く含まれ、摂りすぎる傾向があるので注意！

甘味料は自然由来のものを

甘いものを食べたいときは、黒糖、てんさい糖、メープルシロップ、はちみつ、ラカンカという果物から作られる自然由来の天然甘味料を使ったものを選ぶのがおすすめ。また、果物に含まれる果糖は直接的に血糖値を上げないので比較的安心ですが、中性脂肪や脂肪肝の原因になるので食べすぎないようにしましょう。フレッシュフルーツのほか、ドライフルーツも少量なら食べてもOKです。

おわりに

私たちは、患者さんからさまざまな悩みを相談されます。そこで気づいたのは「患者さんの多くが似たような悩みを持っている」ということです。目の前の患者さんと同じ悩みを抱えている人が世の中にたくさんいるはず。そのような方々に、私たちの専門的な知識を広く届けるにはどうしたらいいか？　と考え、始めたのがＹｏｕＴｕｂｅの「胃と腸の健康解説 内視鏡チャンネル」でした。

２０１９年から本格的にスタートしましたが、当初は再生数もチャンネル登録者数もまったく伸びませんでした。それでも、コツコツと動画をアップし続けたところ、少しずつ見てくれる人が増え、２０２４年５月にチャンネル登録者数が23万人を突破。動画を視聴してくださった方々から、多くの激励や感謝の言葉をいただいております。大変ありがたいことです。

そして、５年間の活動を振り返り、「ＹｏｕＴｕｂｅ以外にも私たちにできることはないか？」と考えていたところ、書籍化の話をいただき、私たちが大事にしている「たんぱく質と腸」をテーマに書籍を作ることになったのです。

私たちの診療スタイルはできるだけ薬を使わず、食事や生活習慣を改善し、健康になることを目標としています。ただ薬を服用して健康診断の数値が基準値内になり、安心して薬を飲み続ける……。このような診療スタイルが大半を占める現在の日本の医療に疑問を抱き、YouTubeやクリニックの診療で根気強く発信を続けています。

世の中には健康に関する情報があふれかえっています。しかし、その情報は玉石混淆《ぎょくせきこんこう》。正しい情報もあれば、石ころ同然の価値のない情報もあります。それだけではありません。たとえ正しくても、一部を切り取って、これでよしとはならないのです。「たんぱく質は大事だから毎日ちゃんと摂る」。これだけでは不十分。たんぱく質をちゃんと吸収できる腸が必要なのです。

私たちがこの本で一番伝えたいのは、腸の大切さです。しかし、腸の健康をおろそかにしている人は非常に多い。「はじめに」でも触れましたが、内視鏡検査では胃腸が悲鳴を上げているのを毎日目の当たりにしています。

腸は、私たちが活動している日中も、私たちが休んでいる就寝中も、絶えず自分の仕事をまっとうしようとしている健気な臓器です。そんな腸のためにも、この本を読んでくださった方々が、腸の健康についての意識を高めて、しっかりとたんぱく質を吸収できる腸をつくり、不調とサヨナラすることができれば、こんなに嬉しいことはありません。

皆さんが腸から健康になることを心より願っています。

2024年　初夏
ホノルルトライアスロン完走後
ホノルルのビーチでハワイの夜空を眺めながら

平島徹朗
秋山祖久

著者プロフィール

平島徹朗《ひらしまてつろう》

1973年神奈川県生まれ、大分県育ち。日本消化器内視鏡学会専門医、日本消化器病学会専門医、日本抗加齢学会専門医。国立佐賀大学医学部卒業後、大分大学医学部附属病院消化器内科、国立がん研究センター中央病院内視鏡部などの勤務を経て、「たまプラーザ南口胃腸内科クリニック」「福岡天神内視鏡クリニック」を開設し、院長、理事長を務める。「薬の服用は最小限に、食事と生活習慣の改善が最優先」をモットーに横浜と福岡で診療を行っている。趣味はトライアスロン、筋トレ、ランニング、YouTube撮影。豆柴犬をこよなく愛す。

たまプラーザ南口胃腸内科クリニック https://www.tamapla-ichounaika.com/

秋山祖久《あきやまもとひさ》

1975年佐賀県生まれ。医学博士。日本消化器病学会専門医、日本消化器内視鏡学会専門医、日本肝臓学会専門医。中学生のころ、急性虫垂炎で入院したときの主治医のやさしさに感動し、医師を志す。長崎大学医学部卒業後、長崎大学消化器内科に入局。多くの総合病院勤務を経て、「福岡天神内視鏡クリニック」院長に就任。年間4000例以上の内視鏡検査を行っている。ビタミンDを愛し、ビタミンDの大切さを熱心に語ることから「ビタミンD先生」と呼ばれている。趣味はトライアスロン、読書、スポーツ鑑賞。早歩き通勤が日課。

福岡天神内視鏡クリニック https://www.fukuoka-tenjin-naishikyo.com/

YouTube 胃と腸の健康解説 内視鏡チャンネル
https://www.youtube.com/@naishikyo_ch

ご購入特典「幻の第5章」が動画に！

本書をご購入くださった方だけに限定公開！　ページ数の都合で本書に掲載できなかった第5章の内容を、著者2人のトークで動画化して公開します。お手持ちのスマートフォンで右の二次元コードを読み込むか、PC・スマートフォンで下記のURLを入力してアクセスし、動画をご覧ください。

https://www.tamapla-ichounaika.com/tanpakushitsubook

※本書をご購入いただいた方限定のサービスです。
購入された方以外の第三者が利用することはご遠慮ください。
※この特典キャンペーンは、予告なく変更・終了する場合があります。
予めご了承ください。
※この特典キャンペーンは本書の著者が実施するものです。

主な参考文献

・「腸を鍛える－腸内細菌と腸内フローラ－」光岡知足著, 祥伝社新書

・Yamamoto N,et al. "Body mass index trajectories and mortality risk in Japan using a population-based prospective cohort study: the Japan Public Health Center-based Prospective Study" Int J Epidemiol. 2024 Feb 01;53(1);pii: dyad145

・Elmira A, et al. "Effect of Probiotic Supplementation on Cognitive Function and Metabolic Status in Alzheimer's Disease: A Randomized, Double-Blind and Controlled Trial" Front Aging Neurosci. 2016 Nov10;8:256.eCollection

・Jacob M Allen, et al."Exercise Alters Gut Microbiota Composition and Function in Lean and Obese Humans" Med Sci Sports Exerc. 2018 Apr;50(4):747-757

・Hiroyasu Miyamoto, et al. "Determination of a Serum 25-Hydroxyvitamin D Reference Ranges in Japanese Adults Using Fully Automated Liquid Chromatography-Tandem Msaa Spectrometry" The Journal of Nutrition. 2023 Volume153, Issue4, p1253-1264

たんぱく質と腸の新常識
絶対に漏らしてはいけない 新しい腸活とたんぱく質の正しい摂り方

2024年10月8日　第1刷発行
2025年4月1日　第6刷発行

著者	平島徹朗　秋山祖久
発行人	川畑 勝
編集人	中村絵理子
編集担当	酒井靖宏
発行所	株式会社Gakken
	〒141-8416　東京都品川区西五反田2-11-8
印刷所	中央精版印刷株式会社

● この本に関する各種お問い合わせ先

本の内容については、下記サイトのお問い合わせフォームよりお願いします。
https://www.corp-gakken.co.jp/contact/

在庫については　　　　　　　　Tel 03-6431-1250(販売部)
不良品(落丁、乱丁)については　Tel 0570-000577
　　　　　　　　　　　　　　　学研業務センター
　　　　　　　　　　　　　　　〒354-0045 埼玉県入間郡三芳町上富279-1
上記以外のお問い合わせは　　　Tel 0570-056-710(学研グループ総合案内)

©Tetsuro Hirashima,Motohisa Akiyama　2024 Printed in Japan

本書の無断転載、複製、複写(コピー)、翻訳を禁じます。
本書を代行業者等の第三者に依頼してスキャンやデジタル化することは、
たとえ個人や家庭内の利用であっても、著作権法上、認められておりません。

学研グループの書籍・雑誌についての新刊情報・詳細情報は、下記をご覧ください。
学研出版サイト https://hon.gakken.jp/